MANIFESTO DA FELICIDADE

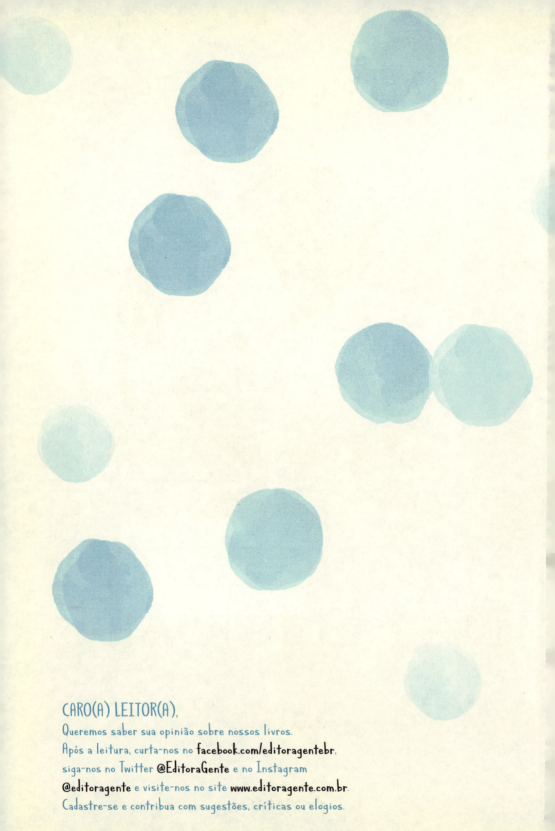

CARO(A) LEITOR(A),
Queremos saber sua opinião sobre nossos livros.
Após a leitura, curta-nos no facebook.com/editoragentebr,
siga-nos no Twitter @EditoraGente e no Instagram
@editoragente e visite-nos no site www.editoragente.com.br.
Cadastre-se e contribua com sugestões, críticas ou elogios.

MAURICIO MATOS

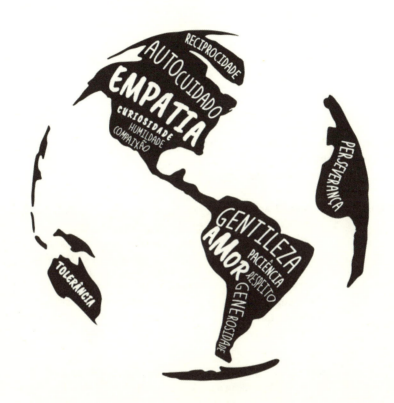

MANIFESTO DA FELICIDADE

Tradução:
Carol Cândido

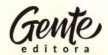

Diretora
Rosely Boschini

Gerente Editorial Pleno
Franciane Batagin Ribeiro

Assistente Editorial
Alanne Maria

Produção Gráfica
Fábio Esteves

Preparação
Wélida Muniz

Capa
Vanessa Lima

Projeto Gráfico e Diagramação
Gisele Baptista de Oliveira

Ilustrações de Miolo
Lucas Magalhães

Reconstrução de Ilustrações
Linea Editora
Alanne Maria

Revisão
Elisabete Franczak
Natália Domene Alcaide

Impressão
Edições Loyola

NOTA DA EDIÇÃO
De modo algum as informações encontradas neste livro devem ser consideradas aconselhamento médico de qualquer espécie. Para tal, consulte um médico ou profissional qualificado.

Copyright © 2022 por Mauricio Matos
Todos os direitos desta edição são reservados à Editora Gente.
Rua Natingui, 379 – Vila Madalena
São Paulo, SP – CEP 05443-000
Telefone: (11) 3670-2500
Site: www.editoragente.com.br
E-mail: gente@editoragente.com.br

Dados Internacionais de Catalogação na Publicação (CIP)
Angélica Ilacqua CRB-8/7057

Matos, Mauricio
   Manifesto da felicidade: saia do piloto automático, recupere o controle da sua vida e seja livre de verdade / Mauricio Matos. - São Paulo: Editora Gente, 2022.
   256 p.

Bibliografia
ISBN 978-65-5544-263-2

1. Desenvolvimento pessoal 2. Felicidade I. Título

22-4993   CDD 158.1

Índice para catálogo sistemático:
1. Desenvolvimento pessoal

nota da publisher

Não há dúvida de que ainda precisamos trilhar uma longa jornada para construir a sociedade que desejamos. Neste caminho, reconhecer as individualidades e as potencialidades de cada pessoa é fundamental para que identifiquemos quais caminhos podemos seguir e quais estratégias precisamos adotar para seguir este caminho.

Manifesto da felicidade, obra de Mauricio Matos, experiente profissional do marketing e co-CEO da B.You Superfoods, é um convite para refletirmos sobre essas estratégias e sobre o valor da singularidade de cada indivíduo. Com muita informação, discussões relevantes e exercícios de autoconhecimento, este livro nos faz refletir como podemos transformar e construir o novo.

Digo isso com a certeza de que desacelerar o ritmo da vida e olhar com atenção para o projeto de mundo que queremos é uma decisão para o agora, para o hoje. E *Manifesto da felicidade* ajudará você neste caminho. Boa leitura!

ROSELY BOSCHINI
CEO e Publisher da Editora Gente

Dedico este livro a todas as pessoas e almas famintas por aí. Trocadilho intencional.

Prometo manter minha motivação e dedicação até a última pessoa ou alma ser alimentada.

agradecimentos

Nada do que alcancei teria sido possível sem o meu cerne, meu círculo mais íntimo, aqueles mais verdadeiros, queridos e próximos ao meu coração. Cercar-me de mentes brilhantes e pessoas de bom coração sempre foi algo que almejei, mas só posso agradecer a Deus e ser extremamente grato por ter nascido na família em que nasci.

Ao meu irmão, Marcelo, obrigado por ser o melhor amigo, parceiro de negócios e irmão mais velho que eu poderia desejar. Obrigado por sua paciência com meu temperamento. Obrigado por sempre me mostrar que a vida é para ser aproveitada ao máximo e que as coisas sempre darão certo. E, por último, obrigado por me mostrar como ser adorado por qualquer pessoa em qualquer lugar e por ser tão indiferente, no melhor sentido possível, nos mostrando como navegar e fluir pela vida com leveza.

À minha mãe, Sonia, obrigado por me mostrar como amar incondicionalmente; como cuidar de todos com verdadeira generosidade e de maneira incansável; como colocar os outros acima de mim mesmo; e como ser respeitado pelo meu caráter. Há muito pelo que eu poderia agradecer a você, mãe, mas talvez o que em você mais me orgulha seja sua capacidade de ver amor e beleza em tudo. Se ao menos o mundo pudesse aprender essa característica com você, estaríamos em um lugar muito mais bonito. Tenha a certeza de que meu irmão e eu tentaremos, mas será difícil retribuir tudo o que você fez por nós.

Ao meu pai, Raul, obrigado por ser meu maior modelo e inspiração, profissional e eticamente. Seu compromisso com a verdade e com a honestidade, além de sua ética de trabalho impecável, intelecto e facilidade de se comunicar e ser ouvido é algo a ser reverenciado. Obrigado por ter trabalhado incansavelmente para dar à nossa família tantas oportunidades de viver experiências e momentos memoráveis. Por mais clichê que seja, você incorpora o espírito *"work hard, play hard"* em sua melhor essência. Nunca esqueceremos de onde você veio e para onde nos levou, ao lado da mamãe. Respeito não se compra, é algo que se conquista, e você certamente ganha o seu em cada sala em que entra.

Ao amor da minha vida, Lorena, obrigado por você ser você. Por me ensinar a ver valor e beleza nas menores coisas. Por trazer amor puro, felicidade, energia e simplicidade em todas as suas formas mais amáveis e maravilhosas em minha vida. Seu caráter verdadeiro e forte e seu amor por sua família e entes queridos fazem meus olhos brilharem de amor e admiração. Obrigado por me mostrar como ser mais amoroso e humano a cada dia. Mal posso esperar para termos tantos filhos juntos quanto pudermos sustentar, pois saber que você será a mãe deles me dá confiança de que traremos pequenos humanos incríveis para inspirar este mundo em que vivemos. Você é a verdadeira magia!

À minha família estendida, minha cunhada, Bia, e minha afilhada e sobrinha Chiara, meu amor por vocês duas se multiplicou muito ao longo do tempo, e sou grato por compartilharmos essa jornada juntos. Obrigado por terem um impacto tão positivo em nossa vida. Não vejo a hora de nossas famílias crescerem juntas, cheias de filhos e filhas e momentos inesquecíveis. A Victor, Larissa, Silvania e Paulo, obrigado por todo o amor e respeito que sempre me demonstraram. Serei eternamente orgulhoso de vocês e grato por terem criado a filha que têm. O fruto, de fato, não cai longe do pé.

Aos meus amigos mais verdadeiros, com quem compartilhei tantos momentos incríveis (e, felizmente, são muitos para citar), vocês são e sempre serão meus verdadeiros irmãos, meus pilares. Vocês sabem quem são, aqueles por quem darei tudo de mim. Serei o eterno guardião dos meus irmãos. Contem comigo para tudo e qualquer coisa, pois o que vocês fizeram por mim, a maneira como ajudaram a moldar meu caráter, é inesquecível. E não vamos esquecer as ocasiões e os momentos incríveis que vivemos juntos, pois as histórias e memórias são brilhantes demais para não serem contadas e ofuscariam qualquer filme de Hollywood. Que o nosso vínculo e a nossa amizade sejam eternos.

Aos meus amigos de Graded, Macquarie, AISTS ou de outros lugares por onde passei, obrigado por sempre serem tão receptivos e acolhedores. Amigos que posso não ver com a frequência que gostaria, mas que são atemporais, e toda vez em que nos encontramos é como se estivéssemos estado juntos o tempo todo. Isso não tem preço, assim como cada um de vocês.

Aos professores que tive ao longo de toda a minha vida, certamente não os elogiei tanto quanto mereciam naquele momento, mas hoje vejo o impacto que vocês tiveram e continuam tendo. Que seus ensinamentos repercutam no mundo, e que sua voz e almas bondosas sejam ouvidas, pois vocês são a base da nossa sociedade.

Aos meus mentores, aqueles que conheci e também aqueles que ainda não conheci, mas que me inspiraram muito ao longo da minha jornada. Foi uma honra e um prazer ter a oportunidade de aprender tanto com todos vocês – Geraldo Azevedo, Sergio Herz, Olga Martinez, Rossana Nadir, Raul Rosenthal, Dr. Mark Hyman, Dr. B. J. Fogg, Dr. Joe Dispenza, Dr. Daniel Amen, Dr. Laurie Santos, Dr. Rangan Chatterjee, Jay Shetty, Adam Grant, Aubrey Marcus, Lewis Howes, Gary Ve Vaynerchuk e, Vani Hari, Andy Frisella e inúmeros outros – espero poder servir aos outros com o mesmo altruísmo que vocês tiveram comigo e conhecer aqueles de vocês que ainda não conheci. Vocês me ajudaram a encontrar o meu caminho, e sou muito grato pelo apoio, pelo trabalho e pelas contribuições inspiradoras.

Quanto ao livro, preciso dar um alô especial ao melhor ilustrador que conheci, Lucas Magalhães. Obrigado pela arte incrível que você criou para este livro e por sua mente criativa. À toda equipe da Editora Gente e em especial à Fran e Alanne, muito obrigado por todo o respaldo e crença em me ajudar a disseminar a minha narrativa e os conceitos abordados no livro para o máximo de pessoas possível. Ter a confiança e apoio de vocês ao longo dessa jornada tem sido essencial para manter a minha chama acessa e poder fazer com que essa mensagem chegue ao máximo de brasileiros de maneira inspiradora.

A todos vocês, leitores, obrigado por dedicarem parte de seu tempo para ler este livro. Sou grato de verdade. Só espero corresponder às suas expectativas. É por vocês que eu acordo todas as manhãs com um desejo incessante de aprender mais, humildemente, e poder ter algo para compartilhar e adicionar à sua vida todos os dias.

Para todas as crianças do mundo, vocês são a pureza e a bondade deste planeta. Positivamente contagiantes e eternamente inspiradoras. Que nossa criança interior viva para sempre com um espírito feliz, um coração amoroso e uma mão amiga.

sumário

parte um — Saber se equilibrar quando estamos na corda bamba 14

INTRODUÇÃO Quem sou eu para dizer como você deve ser? 17
CAPÍTULO 1 Encontrando harmonia através da responsabilidade 23
CAPÍTULO 2 A formidável busca por longevidade e a otimização da produtividade 30

parte dois — Os impactos destrutivos e holísticos na sociedadede 38

CAPÍTULO 3 Saúde 43
CAPÍTULO 4 Economia 51
CAPÍTULO 5 Injustiça social e educação 58
CAPÍTULO 6 As forças armadas e os órgãos de segurança pública 65
CAPÍTULO 7 Meio ambiente 68

parte três — Amor-próprio é autocuidado 78

CAPÍTULO 8 Ampliando nossos horizontes com a mente aberta 81
CAPÍTULO 9 Os quatro pilares 87
CAPÍTULO 10 Uma abordagem pessoal e harmoniosa para a nutrição 92
CAPÍTULO 11 Despertar o estado de *flow* através do exercício e do movimento 110
CAPÍTULO 12 Sono, o remédio dos deuses 120
CAPÍTULO 13 Saúde do cérebro: o poder das palavras e de se recusar a se autovitimizar 131

parte quatro — Singularidade universal 152

CAPÍTULO 14 Libertar a mente para conquistar a liberdade 155

conclusão Libertando o super-herói dentro de você 179

Positividade excessiva, fazer o trabalho e vencer 189

epílogo Meu último pedido: reciprocidade e mentalidade de mentor-mentorado 219

Um pouco todo dia: um convite ao primeiro passo

O desafio dos sete dias de bondade 233

Modelo de diário da gratidão 235

Planejamento e revisão de metas anuais, mensais, semanais e diárias 238

Meu dia totalmente otimizado 242

O desafio de autoconhecimento de 30 dias 245

referências 247

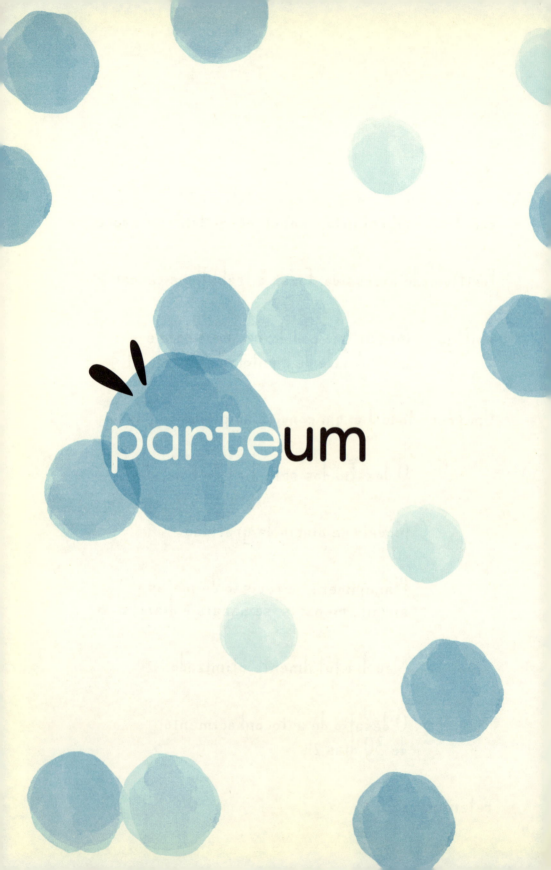

saber se
equilibrar
quando
estamos
na corda
bamba

introdução

Quem sou eu para dizer como você deve ser?

Esse é um livro sobre nós, sobre você, sobre o que você quer ser e o que pode ser. E pode ser que você, que nós, não percebamos isso ainda. Sempre dependeu de nós. Somos guardiões do nosso futuro e do nosso caminho. Somos responsáveis por nossas ações e escolhas, e são elas que ditam o nosso caminho e progresso.

Quem sou eu para dizer como ou quem você deve ser? Quem qualquer pessoa é para dizer quem você deve ser? No fim das contas, não vivemos todos apenas uma vida neste mundo?

Você vai mesmo continuar recebendo ordens da mídia? Dos seus semelhantes? Dos seus pensamentos? Medos? Pressões externas? Ou até de seus pais?

Vivemos em um mundo de mudanças constantes. O autor indiano Prakash Iyer exemplifica isso de modo brilhante em seu artigo "A ponte sobre o rio Choluteca".[1] Ele fala a respeito de uma ponte de 484 metros de comprimento que foi construída sobre o rio Choluteca, em Honduras, na América Central, em 1996. Infelizmente, um furacão atingiu Honduras no mês de outubro do mesmo ano. Milhares de vidas foram perdidas, e todas as pontes do país foram destruídas quando o furacão inundou por completo a região. Apenas a ponte do rio Choluteca permaneceu ilesa, firme e forte. Mas as vias que levavam até a ponte e além dela foram destruídas pelo furacão, impedindo o acesso a ela. Iyer escreve: "A inundação alterou o curso do rio. Abriu

---

[1] IYER, P. The Bridge on the River Choluteca. **BW BusinessWorld**, 23 ago. 2020. Disponível em: http://www.businessworld.in/article/The-Bridge-on-the-River-Choluteca/23-082020-311912/. Acesso em: 19 jul. 2022.

um novo canal, e o rio passou a escoar ao lado da ponte. Não embaixo, mas ao lado. Então, ainda que tenha sido forte o suficiente para resistir ao furacão, virou uma ponte sobre o nada. Uma ponte que levava a lugar nenhum".[2]

Esse trecho exemplifica o cerne do artigo de Iyer, usando a ponte Choluteca como uma metáfora do que pode acontecer conosco, com nossa carreira, nossos negócios e nossa vida enquanto o mundo se transforma. E, de fato, o mundo está mudando e se transformando todos os dias, mais do que antes e menos do que depois.

Então será que devemos nos abrir à inquestionável exaltação e à aceitação ingênua que concedemos a algumas pessoas que fazem parte de nossa vida, tendo em alta conta e considerando como certas as contribuições e opiniões até mesmo de meros conhecidos ou de estranhos? Devemos pensar que nossos professores ou pais sabem de tudo? Que o que aprenderam dez, vinte, quarenta anos atrás ainda se aplica ao mundo em que vivemos hoje? Eles certamente podem acrescentar muito valor em diversas áreas do nosso desenvolvimento. Mas, da mesma forma, podem limitar bastante o nosso pensamento e habilidade de acreditarmos em nós mesmos. A depender do seu campo, a mudança é tão rápida que o que foi aprendido quatro ou cinco anos atrás já se tornou uma ponte de Choluteca. De modo algum devemos descartar conhecimentos e sabedorias passados, que com certeza são o maior patrimônio da humanidade, mas precisamos ser mais seletivos e evocar um processo de pensamento próprio mais categórico.

Afinal, acabamos aceitando as opiniões de terceiros com mais avidez do que aceitamos as nossas. Infelizmente, é o caso desta época em que vivemos.

Ninguém – *ninguém* – tem o direito de dizer quem você deve ser. O que você deveria querer. Quais devem ser suas aspirações. Seus sonhos mais loucos são *seus*.

Nada imposto é duradouro e raramente é belo. Ao menos, não é tão bonito quanto a construção de nossa própria visão, de nossos próprios sonhos, de nossas próprias realizações baseadas em descobertas que fazemos por conta própria.

Vivemos em uma época em que estamos expostos a uma sobrecarga de informações que têm o potencial de nos colocar no piloto automático sempre que dermos abertura. A mídia, em grande parte, presta um tremendo desserviço à sociedade, nos enchendo de medo, negatividade e tragédia *todos os dias*, apesar de ter em mãos todas as ferramentas para gerar um impacto

---

2 *Ibidem.*

Quem sou eu para dizer como você deve ser?

positivo. Nosso cérebro está programado para ser reativo e medroso, em vez de inspirador, proativo e positivo. Alguns podem dizer que foi assim que nos desenvolvemos nos últimos séculos, passando de seres rurais primitivos a cidadãos de megalópoles urbanas. Ainda que a necessidade de lutar pela sobrevivência não exista mais, a mídia continua nos impondo essa visão de modo degradante. E quando nos referimos à mídia, certamente podemos incluir as maiores empresas de tecnologia do mundo, que se converteram em gigantes dos negócios e que têm tantos dados de consumo em mãos que possuem a capacidade de moldar a nós, nossas escolhas e preferências com facilidade. Elas podem controlar nossos impulsos, causar impacto nos nossos relacionamentos e têm um poder sem precedentes sobre bilhões de pessoas por meio de seus algoritmos. Também temos uma terrível indústria alimentícia centrada em aumentar a lucratividade e que continua usando essa péssima mídia para nos incentivar a consumir os alimentos errados, cheios de calorias vazias e que são o estopim para várias doenças. E então temos a indústria farmacêutica "limpando a bagunça" que as outras criaram, e colaborando com elas ao destruir pouco a pouco o nosso bem-estar com sua abordagem centrada em tratamentos reativos e cruelmente prejudiciais em vez de preventivos.

Mas quem vai colocar um limite para esses caras? NÓS VAMOS! Temos o poder de ditar o nosso futuro. Temos o poder de parar de buscar informações nesses meios de comunicação e virar essas indústrias de cabeça para baixo. Temos o poder de ser mais conscientes e atentos ao que consumimos, seja informação, comida, medicamentos ou quaisquer outros bens de consumo. Sem nós, humanos, cidadãos, consumidores, nenhuma indústria jamais durará.

E, não, nem toda mídia é negativa. Assim como nem todos os pais são maravilhosos, infelizmente. A mídia cumpre seu dever de garantir que estejamos cientes disso. Entendo que possa ser uma comparação anormal, mas o ponto é que nossas próprias experiências nunca ressoarão totalmente com as de nossos conhecidos. E esta é uma das belezas da vida: ser capaz de aprender por nós mesmos e de ter experiências que ninguém será capaz de replicar por completo, pois são particulares ao nosso caráter e individualidade. Cabe a nós sermos minuciosos em nossos processos de pensamento e analisarmos nossas situações de mudança, aprendendo a confiar em nossa intuição, a dizer *sim* em vez de *não* o tempo todo, a acolher o desconforto em nossas vidas, pois é o que levará ao progresso e ao desenvolvimento. Mas você é o único a saber quando está pronto para tal desconforto e que tipo de desconforto lhe trará a melhor originalidade, recompensa e experiência, e momentos felizes inesquecíveis.

Temos o poder de ditar o nosso futuro.

Quem sou eu para dizer como você deve ser?

No fim das contas, todos os extremos tendem a ter um lado mais negativo, especialmente neste mundo de dicotomias em que nos encontramos. Mas é importante notar que nem toda mídia é negativa, assim como nem toda empresa ou marca de alimentos por aí quer nos causar danos, ser prejudicial à nossa saúde e agir assim de maneira consciente. Ser capaz de reconhecer isso e estar ciente desse extremo do espectro é tão importante para nossa construção geral quanto para identificar o problema, a causa principal.

E de modo algum este será um livro negativo. Pelo contrário, será um conto revelador de sua vida, de nossas vidas, e de todo o potencial não realizado que estamos deixando de lado, não apenas para nós mesmos, mas para os outros em nossas comunidades.

Sua vida é o seu caminho, mas não há dúvida de que precisamos um do outro. Prosperamos quando nos unimos e trabalhamos juntos, como uma comunidade. Prosperamos com o sucesso e a glória uns dos outros, muito mais do que por nós mesmos.

Então vamos nos preparar para ser o combustível de inspiração para nossos parentes mais próximos. Eles precisam ver sua mudança e seu sucesso para se inspirarem a fazer o mesmo.

Espero que esta seja uma jornada esclarecedora; uma em que sejamos receptivos a novas ideias, em que sejamos confiantes, amorosos, gentis, generosos e respeitosos. Espero que ela infunda autoconfiança em cada um de vocês, afirmando que você é o mestre da sua vida.

Estamos todos fartos do *status quo*. Fartos de sermos descaradamente enganados com tanto desrespeito pelo nosso bem-estar. Com tanto desrespeito às nossas vidas. Mas alguns de nós ainda não despertaram para isso.

Contudo, não tenho dúvida de que todos nós preferiríamos viver na Cidade da Gentileza, onde a igualdade reina suprema, onde o Amor, a Bondade, a Generosidade e a Reciprocidade são os únicos legisladores, onde a informação verdadeira, positiva e de valor agregado é igualmente compartilhada e disseminada, onde uma mão amiga estará sempre à nossa espera, assim como a nossa estará à disposição dos outros. Essa é minha esperança e aspiração ao escrever e compartilhar este livro com você.

"Existe um lugar onde o que é melhor para mim é melhor para nós. Onde o que é melhor para você é melhor para mim. O que é melhor para nós é o melhor para mim. O que é o ato mais altruísta é o ato mais egoísta. O que é o ato mais egoísta é o ato mais altruísta. Onde o que queremos é o que precisamos e o que precisamos é o que queremos. Onde passamos pelo espelho e parecemos tão bem quanto nos sentimos e de fato nos sentimos tão bem quanto parecemos. Esse lugar é o que chamarei de 'pote de ouro'." Lindas palavras da mente brilhantemente otimista do autor best-seller e vencedor do Oscar Matthew McConaughey.

Espero que, ao longo da nossa jornada, você se sinta empoderado para encontrar seu leito de rosas e ajudar outros a encontrar o deles.

Tenho certeza de que você tem uma paixão inspiradora que deseja – e precisa – compartilhar com o mundo.

Peço apenas que confie em seu eu interior mais do que já confiou em qualquer outra pessoa.

Seja curioso. Seja faminto.

Mostre sua magia ao mundo e aspire a inspirar outras pessoas.

Vamos, juntos, por meio de um momento de felicidade arrepiante, reencontrar essa trilha, um passo de cada vez.

Estou ansioso para vê-los gigantescos lá do outro lado.

Aprendizados:

1. A mudança é constante e será sempre dinâmica.
2. Nada imposto é duradouro e raramente é bonito.
3. Responsabilidade. Não importa quais forças externas ou obstáculos encontrarmos, somos responsáveis pela nossa vida.
4. Sempre busque minimizar qualquer potencial não realizado. Seja curioso, seja faminto.

capítulo 1

Encontrando harmonia através da responsabilidade

Apesar de vivermos em um planeta cheio de recursos, estamos sempre sofrendo com os mesmos problemas e desafios. Ao mesmo tempo, evoluímos rapidamente e continuaremos a evoluir, assim como o mundo. A abundância e o potencial de qualidade de vida nunca foram tão grandes. Isso por si só nos indica quantos desses desafios são autoimpostos, o que não significa que foram criados de maneira proposital pelos próprios envolvidos ao longo do tempo. Vale dizer que esses desafios são o resultado de uma série de escolhas ruins (ou pode-se dizer "curvas de aprendizado", embora o aprendizado pareça nunca ter ocorrido), feitas dia após dia, durante muito tempo. Podemos culpar os legisladores de políticas governamentais pelos desastrosos esforços feitos em algumas frentes, pela corrupção e práticas incessantes de lobby e decoro, por suas crenças pessoais, por um flagrante desrespeito e desserviço às nossas comunidades. Mas nunca devemos omitir nossa própria parcela de responsabilidade e culpa por estarmos nessa situação.

Gostemos ou não, nossa sociedade atual é polarizada e, em partes, apoiada por uma cultura crescente de contradições comportamentais. Há a eterna batalha política entre esquerda e direita, democratas e republicanos, comunistas e fascistas, e esses são só alguns exemplos. Seja ideológica, política, econômica, tecnológica, esportiva ou qualquer outra área da sociedade, estamos vivendo em comunidades e contextos em que tensões agravadas são a nova norma.

E, então, há as desigualdades subjacentes entalhadas em nossa cultura e sociedade que tiveram origem em centenas de anos de crimes terríveis contra a humanidade. E seria ingenuidade dizer, ou acreditar, que esses crimes não acontecem mais. Talvez seja mais correto dizer que estão apenas disfarçados. Em vez de criar crescimento ou gerar prosperidade, o extremismo sempre provou ser uma derrocada com consequências terríveis. Ideais, conceitos, crenças e políticas evoluíram e se desenvolveram com tanta força nos últimos tempos que, com a exceção dos extremistas, todos vivemos em uma área cinzenta, tendo pequenas inclinações a certos pontos de vista. E essa discussão sobre política e desigualdades pode ser facilmente extrapolada para tecnologias exponenciais, nutrição, privacidade, liberdade e tantos outros assuntos importantes em nossa sociedade moderna.

Em vez de nos respeitarmos e buscarmos entender nossas diferenças de pensamento e raciocínio, optamos por nos afastar ainda mais. Nossa mente nos diz que trabalhamos duro por muito tempo para desenvolver e sustentar pontos de vista, crenças, preconceitos e valores, e que todo esse tempo e esforço seriam jogados fora e considerados vãos se, de repente, as coisas não fossem tão cristalinas como deveriam ser. *O que as pessoas vão pensar de mim se eu mudar de opinião? Se eu mudar minha fé? E se?* Isso ocorre ainda mais em tempos de propagação sem precedentes de informações e opiniões. Sendo sincero, quem não fica com frio na barriga quando passa por uma mudança impactante em qualquer dimensão da vida? E, adivinha só? Existe apenas uma certeza: *as coisas sempre vão mudar!* Então por que não podemos mudar também? Por que impomos um fardo tão pesado a nós mesmos? Por que reclamamos de nossa privacidade quando sempre optamos por conveniência e acabamos com ela em um clique? Por que reclamamos de nossos políticos, mas continuamos elegendo sempre os mesmos? Ou, pior ainda, nem exercemos nosso direito de voto? Por que desprezamos tanto aqueles que acreditam em algo contrário ao que acreditamos? Ainda assim, temos amigos com gostos e preferências diferentes em todas as áreas: comida, cor, esportes, arte, sexualidade, penteado, crenças ou qualquer outra das milhares de escolhas que fazemos todos os dias.

Temos e continuamos a criar uma cultura de radicalismo extremo que está nos devorando de dentro para fora. Devemos primeiro amar e nutrir a nós mesmos antes de cuidar dos outros. Mas essa relação de amor e ódio com o mundo e com nós mesmos tem seu preço. O modo de pensar "você está comigo ou contra mim?" não vai nos levar para onde queremos ir nem nos fará alcançar o que queremos – pelo menos não de maneira consistente e sustentável. Mais importante ainda é que esse modo de pensar torna a nossa jornada amarga e insuportável, independentemente de, no final, você estar do lado "vencedor" ou "perdedor".

Encontrando harmonia através da responsabilidade

Fala-se muito sobre encontrar o equilíbrio. Equilíbrio entre trabalho e vida pessoal, equilíbrio na dieta, nas emoções, no desenvolvimento e no nosso ser. Mas, e se buscássemos a harmonia? Como o brilhante entusiasta de estudos cerebrais e professor estadunidense Jim Kwik questiona:

> *Por quê? O equilíbrio está relacionado à igualdade (e por que você quereria passar com seus filhos a mesma quantidade de tempo que passa no trabalho?). Além disso, quando você pensa na palavra "equilíbrio", pode muito bem imaginar alguém tentando equilibrar uma tonelada de pratos. É realmente assim que você imagina sua vida? Em vez disso, procure harmonia, como uma orquestra: nem todos os instrumentos têm papel igual, mas se unem para criar uma sinfonia incrível (faça o mesmo com seu tempo).*[3]

Vamos encontrar o estado de *flow* dentro de nós para criar o ritmo em uma melodia mútua com aqueles que nos rodeiam, para benefício de todos, independentemente de nossas diferenças.

Visões contrárias, bem embasadas e compartilhadas criam mudanças positivas e inovadoras e também prosperidade, mesmo que apenas intelectualmente, mas que sejam, de preferência, aliadas também com a ação.

Gandhi nos presenteou com um pouco de seu conhecimento e sabedoria em relação à sua interpretação da harmonia, dizendo: "Quando o que você pensa, diz e faz estão alinhados, tem-se harmonia na vida".[4] Em nossos termos modernos, isso seria "fazer o que se diz". Observe como, apesar de saber que existem influências externas extraordinárias em nosso cotidiano, ele não faz menção nenhuma a elas. O foco está em nós mesmos: em nossas intenções, em nossas ações e no que podemos controlar. Pense, diga, faça. Está perfeitamente ao nosso alcance. Assim, devemos todos nutrir essa capacidade na busca de harmonia em nossa vida.

O mundo foi e continua a se tornar mais dinâmico. Por que nós humanos nos tornamos tão quadrados? Por medo de sermos julgados? Falta de responsabilidade? Inconformidade com a possibilidade de que nosso árduo trabalho criando crenças seja jogado no lixo? Ciúme ou

---

[3] BRAIN expert on how to learn faster, remember more & find your superpower. 2020. Vídeo (1h9min22s). Publicado pelo canal Jay Shetty. Disponível em: www.youtube.com/watch?v=Q4YWf7k1rxY. Acesso em: 19 jul. 2022.

[4] HETTY, J; KWIK, J. Search for harmony in life, not balance. **Podclips**. Disponível em: https://podclips.com/m/aFlwEf. Acesso em: 19 jul. 2022.

Fala-se muito sobre encontrar o equilíbrio. Equilíbrio entre trabalho e vida pessoal, equilíbrio na dieta, nas emoções, no desenvolvimento e no nosso ser. Mas, e se buscássemos a harmonia?

Encontrando harmonia através da responsabilidade

remorso pelas gerações anteriores agirem como queriam, e estarmos onde estamos em decorrência dessas ações? Não é hora de voltarmos a alguns valores básicos e nos basearmos neles? Sermos mais *respeitosos* e *tolerantes* com as opiniões alheias? Sermos mais *curiosos*, *abertos* e *suscetíveis* ao que outros acreditam e compartilham? Sermos mais *flexíveis* e *pacientes* com nós mesmos? Nos lembrarmos de que todos temos uma voz e que essas vozes nunca foram tão altas, mas devemos *ouvir* uns aos outros de verdade? Escrever sobre a pandemia global de 2020 fortaleceu ainda mais nossa esperança de que, durante aqueles tempos difíceis, o autoisolamento nos ajudou a nos reconectar com o mundo, apesar da distância física. Afinal, somos um mundo com centenas de fronteiras fictícias criadas e impostas pelo homem. Somos um povo com bilhões de individualidades. Vamos aprender com o nosso passado e projetar esse conhecimento para um futuro mais harmonioso.

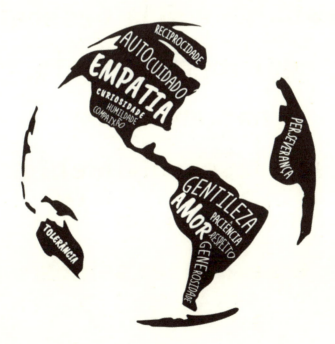

Estamos vivendo tempos empolgantes, testemunhando tecnologias exponenciais que permitem um crescimento absurdo e desenvolvimento sem precedentes em todos os diferentes setores que impactam nosso cotidiano. O acesso à informação cresce de maneira exponencial em todo o mundo e, logo, as oito bilhões de pessoas estarão conectadas digitalmente, tornando as oportunidades mais abundantes. Nosso dever é fazer com que nosso desenvolvimento e crescimento pessoal acompanhem ou pelo menos sejam inspirados por tal mudança, de modo a acomodá-la dentro de nós mesmos. Caso contrário, essa polarização, essa divisão e essas contradições comportamentais continuarão a nos separar e a causar um impacto global em nossa vida e em todos os setores, com consequências negativas. Vamos lucrar com a substituição desse modo de pensar negativo por um mais positivo, personificado pela mudança que começa de dentro. É assim que veremos indústrias obsoletas sendo revolucionadas. Ou estamos confortáveis com as indústrias farmacêutica, agropecuária, alimentícia, tecnológica, midiática e outras governando o mundo de uma maneira que evidentemente não funciona para todos, e que destrói vidas e famílias?

A verdadeira mudança sempre aconteceu de baixo para cima e de dentro para fora, a partir de um esforço consciente para estar sempre em uma jornada de aprendizado e autoaperfeiçoamento, seja individualmente ou como comunidade. Devemos nos unir para o nosso benefício mútuo, para o nosso crescimento e desenvolvimento comunitário. Devemos nos posicionar, sendo fiéis às nossas crenças e valores, sustentados em transparência, igualdade e reciprocidade, e qualquer outro valor que crie um lugar mais respeitoso e inspirador para se viver. Precisamos de um sistema de prevenção e funcionalidade, em vez de um tratamento sistêmico que não vá até a raiz dos problemas. E a comida é o gatilho para essa transformação monumental. É o elemento-chave que manterá essa teia vital unida enquanto nos desemaranhamos, otimizamos e suavizamos o *flow* pela vida com mais alegria e graça.

Encontrando harmonia através da responsabilidade

Aprendizados:

1. Encontrar harmonia através da responsabilidade. Sejamos responsáveis por nossas ações e decisões, mas também estejamos conscientes e atentos ao que podemos e não podemos controlar.
2. Humildade como meio de combater a polarização, as contradições comportamentais e o radicalismo extremo. Nenhuma conquista, atitude, crença, comportamento ou ação que qualquer um de nós já teve é impossível de ser melhorado.
3. Esteja confortável e suscetível a mudanças e incertezas. Mudanças e incertezas são a única certeza que existe, e saber conviver com a insegurança é a única segurança.
4. A mudança ocorre primeiro de baixo para cima na sociedade, e de dentro para fora em cada indivíduo.

capítulo 2

A formidável busca por longevidade e a otimização da produtividade

Parte de ser mais suscetível a mudanças, ter a mente mais aberta, ser curioso e respeitoso é ter a bondade e a reciprocidade de ajudar os outros a realizar sonhos e a alcançar seu apogeu e sua produtividade ideal.

Nós, no nosso melhor, somos seres incrivelmente criativos e produtivos que, em nossa história, provamos ser bastante mágicos. Basta olharmos para trás, para nossa evolução recente, e vermos as realizações fascinantes de nossos pares, indivíduo a indivíduo, mas ainda mais ao lidar com melhorias geracionais em feitos e sucessos passados. E que melhor maneira de estimular resultados duradouros e positivos na produtividade individual do que aumentando nossa expectativa de vida, com padrões admiráveis de qualidade de vida, acima dos 100 anos, ou mesmo 130 ou 150? Como o fabuloso biohacker, especialista em longevidade, defensor da saúde e cobaia em uma busca "super-humana", o estadunidense Dave Asprey, coloca:

> Imagine todo o conhecimento e toda a sabedoria que seriam compartilhados, transferidos e trazidos à vida se pudéssemos não apenas contribuir ativamente para a sociedade, mas fornecer percepções inovadoras e ensinar e compartilhar nossos ofícios com aqueles em um estágio menos avançado de suas jornadas. Erroneamente cremos que nossos anos de pico produtivo se dão cada vez mais cedo, embora saibamos que essa busca é um trabalho em

A formidável busca por longevidade e a otimização da produtividade

andamento para a vida toda e que a idade e a experiência só nos leva a ser mais sábios e prolíficos no que fazemos.[5]

A provocação que Asprey faz aqui, a visualização que ele inspira, é imaginar que somos capazes de ter a energia dos nossos 20, 30 ou 40 anos, aos 90, 100 ou 130. Como seria e onde estaríamos se, em vez de trinta a quarenta anos de pico de produtividade e produção – que é ao que nós, como sociedade, nos impomos e nos limitamos atualmente – cada um de nós tivéssemos cem? Imagine quanto conhecimento e quanta sabedoria estariam disponíveis, o que apenas aumentaria exponencialmente. Se levamos dez anos, ou dez mil horas, para dominar um ofício e nos tornarmos especialistas em um determinado campo, onde estaríamos se ampliássemos essa maestria dez vezes? Faça sua escolha: 1) Ter dez vezes mais maestria no ofício atual, ou 2) Ter maestria em dez ofícios. Qualquer opção é extraordinária e uma melhoria exponencial em relação ao que temos hoje, além de ser bastante instigante nos modos positivos, imagináveis ou inimagináveis.

Visualize o que poderia ser feito quanto aos problemas e às limitações mais prementes do mundo, como desnutrição, acesso à água potável, gestão de resíduos, mudanças climáticas e assim por diante. E, consequentemente, visualize como a resolução dessas questões poderia contribuir para a de outras injustiças e desigualdades moralmente revoltantes que testemunhamos em relação a raça, gênero e sexualidade. As possibilidades podem ser ilimitadas. Mas, para termos o potencial de atingir essas alturas, a tecnologia por si só não será suficiente.

Primeiro, precisamos parar de morrer.

A primeira lição de viver uma vida longa, plena e alegre, até cem anos ou mais, é NÃO morrer. Parece bastante intuitivo ou, dependendo da sua perspectiva de vida, contraintuitivo. Porém, isso ficou muito difícil nos últimos tempos. *Quando foi a última vez que você ouviu falar de alguém que faleceu pacificamente durante o sono?* E quando foi a última vez que ouviu falar de alguém que faleceu de maneira trágica devido ao câncer? Diabetes? Doença cardiovascular? Alzheimer? Pode ser necessária uma profunda reflexão para se lembrar de alguém que teve o privilégio de deixar esta vida de maneira tão pacífica e tranquila, em geral como resultado de uma vida plena. Isso por si só já é uma consideração desconcertante.

---

[5] ASPREY, D. **Super-humano**: o método bulletproof para rejuvenescer e talvez até viver para sempre. São Paulo: HarperCollins Brasil, 2022.

A primeira lição de viver uma vida longa, plena e alegre, até cem anos ou mais, é NÃO morrer.

A formidável busca por longevidade e a otimização da produtividade

10% de risco de desenvolver Alzheimer

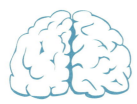

23% de risco de morrer de doença cardíaca

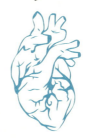

40% de risco de desenvolver câncer

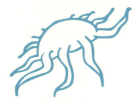

25% de risco de desenvolver diabetes

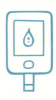

Também não tenho a pesquisa científica nem os números, mas diria, com certo conforto, que a proporção é bem menor do que o dez para um, o que é próximo ao que vemos quando analisamos notícias negativas e positivas promovidas pelos meios de comunicação tradicionais. Sinta-se à vontade para fazer sua própria contagem assistindo às notícias na televisão, lendo o jornal ou navegando na internet. Se você não sabia antes, acabou de ser apresentado ao que o mundo moderno conhece como os "Quatro Assassinos Mortais". Uma em cada quatro mortes nos Estados Unidos está relacionada a doenças cardíacas.[6] A doença de Alzheimer já deteriorou a vida de mais de cinco milhões de estadunidenses com 65 anos ou mais. Isso significa que aproximadamente um em cada dez estadunidenses com 65 anos ou mais, hoje,

---

[6] VIRANI, S. *et al.* Heart disease and stroke statistics – 2020 Update: a report from the American Heart Association. **Circulation**, [S. L.], v. 141, n. 9, p. e139-e596, 3 mar. 2020. Disponível em: www.ahajournals.org/doi/epub/10.1161/CIR.0000000000000757. Acesso em: 19 jul. 2022.

tem Alzheimer.[7] Sem falar no número absurdamente alto de pessoas obesas, o que, na maioria dos casos, leva a diabetes, um gatilho para o câncer e o próprio Alzheimer. Essas doenças autoimunes e crônicas estão devastando nosso potencial, qualidade de vida e felicidade. Além disso, somos constantemente bombardeados com o medo quando procuramos um *feed* de notícias imparcial, com os Quatro Assassinos liderando o caminho para essa realidade trágica e reveladora.

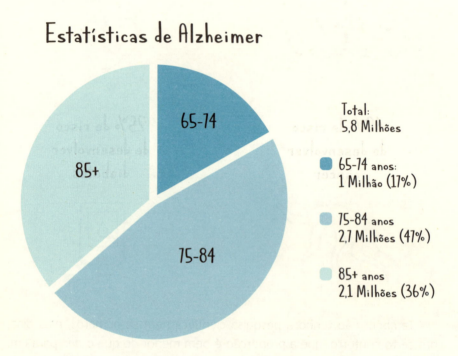

Estatísticas de Alzheimer

Total: 5,8 Milhões
65-74 anos: 1 Milhão (17%)
75-84 anos: 2,7 Milhões (47%)
85+ anos: 2,1 Milhões (36%)

Com um viés mais positivo, estudos recentes mostram que essas condições médicas estão mais ligadas a fatores como dieta e estilo de vida do que a precursores genéticos. É importante que as pessoas saibam que é algo que podem controlar, não é imposto apenas pela ascendência familiar que não pode ser controlada. Essas heranças genéticas certamente podem exercer um impacto, mas são reversíveis, e nossa saúde geral depende muito mais de nossas escolhas diárias do que de qualquer outro fator. Essas pequenas escolhas diárias são o que nos destrói ou nos fortalece.

---

[7] HERBERT, L. E. *et al.* Alzheimer disease in the United States (2010-2050): estimated using the 2010 census. **Neurology**, [S. L.], v. 80, n. 19, p. 1778-1783, 6 fev. 2013. Disponível em: https://pubmed.ncbi.nlm.nih.gov/23390181/. Acesso em: 19 jul. 2022.

A formidável busca por longevidade e a otimização da produtividade

Como diz o médico especialista em medicina funcional integrativa, Dr. Todd LePine, ou como ele refere a si mesmo: "psico-neuro-imuno-endo-gutologista", apenas 20% de nossa saúde é determinada pela genética, e cerca de 80%, pelo estilo de vida, o que fortalece descobertas recentes sobre epigenética e a capacidade de modificar nossas sequências de DNA ao longo da vida com base em nossos hábitos e ações diárias.[8] Sua abordagem da medicina também é bastante original e atraente. Ele avalia os pacientes a partir de várias dimensões, porque a mente está conectada ao cérebro, que está conectado ao sistema imunológico e ao sistema endócrino, que está conectado ao intestino por meio do microbioma.

Isso explica por que as doenças crônicas e autoimunes estão fortemente associadas à disfunção metabólica, resistência à insulina, síndrome do intestino permeável, disfunção mitocondrial e várias outras condições reversíveis que estão sob o nosso controle.[9] Podemos melhorar centenas de pequenas ações diárias em nosso estilo de vida, bem como podemos nos comprometer a "hackear" áreas da nossa biologia para propagar essa ação e levá-la a se remediar, buscando o desempenho máximo e ideal. Em geral, a alimentação e a nutrição são as soluções mais essenciais e, ao mesmo tempo, mais básicas de todas, e são um ótimo ponto de partida para nossa renovação.

A comida é a nossa fonte de energia, e alimenta cada um dos nossos trilhões e trilhões de células. Tudo o que ingerimos se comunica com o corpo e as estruturas celulares até o nível mitocondrial, que é onde tudo realmente acontece. Da mesma forma que os carros de alta performance precisam que o óleo seja verificado constantemente ou que o tanque seja abastecido com gasolina premium, nosso corpo tem a mesma necessidade, sobretudo se quisermos sentir e viver no auge da nossa condição nas próximas décadas. "Nós somos o que comemos" nunca foi um ditado mais preciso, fica aquém apenas de sua versão mais profunda: "Nós somos o que aquilo que comemos come" – assunto desenvolvido nos próximos capítulos. E tudo isso está sob nosso controle. Dentro de nossas escolhas. Nós, humanos, gostamos de controle, mas temos uma atração ainda maior pelo que não está sob nosso controle. E isso parece ter-nos feito esquecer de que devemos nos responsabilizar por nossa própria saúde. Não importa as injustiças, o escrutínio ou a dor que sofremos, no final, tudo depende

---

8 WHY fixing the gut is the key to healing chronic disease with dr. Todd LePine. Entrevistador: Mark Hyman. Entrevistado: Todd LePine. [S. l.]: The Doctor's Farmacy. *Podcast*. Disponível em: https://podcasts.apple.com/us/podcast/why-fixing-gut-is-key-to-healing-chronic-disease-dr/id1382804627?i=1000458001877. Acesso em: 19 jul. 2022.

9 *Ibidem*.

de nós. Uma vez que somos capazes de incutir essa forma de pensar em nós mesmos (independentemente das influências externas, das distrações e dos problemas que todos enfrentamos todos os dias e que vão aparecer em nosso caminho, gostemos ou não), podemos sentir a verdadeira liberdade e entender o quanto essa maneira de abordar a vida pode ser libertadora. É muito empoderador saber que cabe a nós mudar nossa perspectiva de como lidamos com os problemas indesejados. Alguns, sem dúvida, tiveram mais dificuldade do que outros, e pode ser mais fácil fazer essa provocação de um ângulo privilegiado, mas o fato de preferirmos culpar um determinado fato ou pessoa em vez de seguir adiante é muito revoltante.

Isso nos faz questionar o *porquê*.

A resposta verdadeira tende a sempre se concentrar na falta de informações transparentes, imparciais e precisas sendo compartilhadas e promovidas igualmente em todas as demografias socioeconômicas, sobretudo quando se trata de contradizer políticas governamentais que nem sempre são desenvolvidas e implementadas tendo em mente o que é melhor para as pessoas.

A maximização da produtividade individual e o desenvolvimento social estão intrinsecamente ligados e são interdependentes. Mas a história nos mostrou que, para que tal mudança ocorra, deve ser de baixo para cima. Precisamos conduzir a mudança e demonstrar para todos os níveis de governo que o *status quo* atual não será mais tolerado, que as pessoas estão morrendo aos milhões: nossos irmãos, irmãs, mães, pais, primos, colegas e os deles, também. E tudo isso se deve a essas doenças evitáveis e às más escolhas cotidianas feitas por nós mesmos, e também por nossos legisladores. Nossa comunidade global e os líderes devem ouvir a mensagem de que, nesta era tecnológica de experimentação, eles tiveram sua cota de responsabilidade ao tentar abordagens diferentes, ou não tão diferentes, que nos levaram a esse modo de vida reativo e movido pelo medo. Essa atitude está afetando todas as camadas da nossa sociedade, infelizmente não de maneira positiva. E, de qualquer modo, apesar de acreditar e saber que grandes conglomerados fazem propagandas de alimentos direcionadas e mal-intencionadas, não seria inteligente, construtivo nem psicologicamente saudável, no âmbito pessoal, interpretar que isso sempre tenha sido feito de propósito ou seja fruto de negligência, pois há muitas pessoas bem-intencionadas e capazes em todas as frentes. Mas o trem descarrilhou há muito tempo, e está na hora de gerarmos mudanças impactantes.

E se a comida fosse a responsável por desencadear essa transformação individual e social?

A formidável busca por longevidade e a otimização da produtividade

Aprendizados:

1. Longevidade e produtividade como meios de propagar e potencializar a sabedoria. Quanto mais vivermos sem comprometer nossa qualidade de vida, mais exponencial será nossa sabedoria, assim como nossa capacidade de impactar as gerações futuras.
2. Contabilizar e se responsabilizar pelo que podemos controlar. A lição número um para viver uma vida longa, satisfatória, alegre e produtiva é não morrer. Atenção aos quatro assassinos mortais e às formas de mitigar seus riscos.
3. A alimentação como forma de desencadear a mudança transformacional. A alimentação tem a capacidade vital e o papel potencial de promover mudanças transformacionais, tanto no âmbito pessoal quanto no da sociedade.

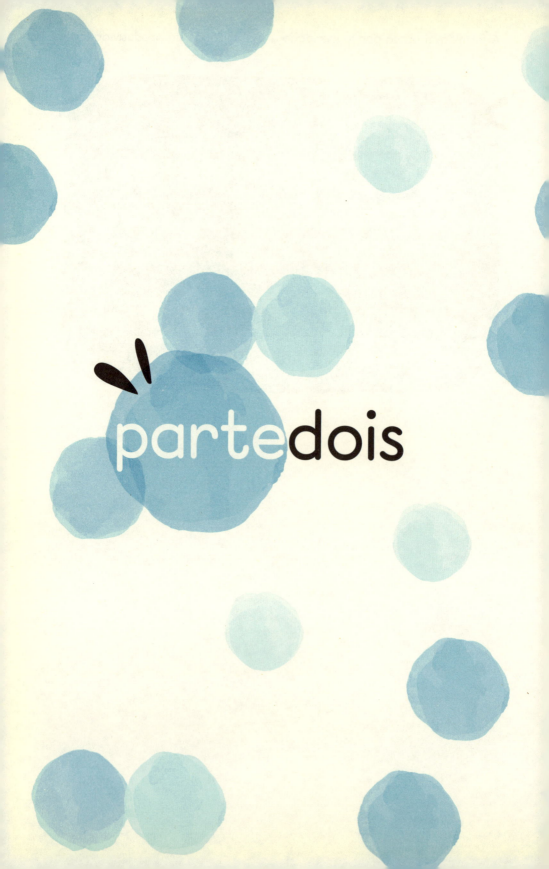

os impactos
destrutivos
e holísticos
na sociedade

As declarações "e se" tendem a trazer consigo certo ceticismo. Alguns podem dizer – ou argumentar, o que comum hoje em dia – que nos levam a um caminho de descontentamento ou que nos distanciam da realidade presente. Por outro lado, pode ser um raio de luz que dá alguma esperança e abre possibilidades, uma visão alternativa e um otimismo implacável. Pode ser a porta de entrada para introduzir a visualização em nossas vidas, conceito que exploraremos com mais profundidade na Parte 3 deste livro. Isso vale para praticamente todos nós. Se, em determinado dia, ficamos irritados por conta de determinados eventos, através de declarações "e se" podemos facilmente passar a um estado de inspirados e sermos provocados de modo positivo por elas. A maneira curiosa, positiva e otimista de imaginar as possibilidades sempre foi o meu caminho preferido, e é o que vamos trilhar aqui para elucidar todas as mudanças benéficas que o sistema alimentar pode trazer para a sociedade.

E se consertar nosso sistema alimentar nos permitisse melhorar nossa saúde geral? E se, além disso, refreasse as mudanças climáticas e evitasse mais estragos causados por desastres naturais? E se fosse, também, uma porta de entrada para a redução da injustiça social? E se melhorasse a educação geral e a igualdade de oportunidades entre todas as diferentes raças, sexos e idades? E se mudar nosso sistema alimentar removesse os encargos econômicos dos sistemas de saúde e da sociedade em geral?

E se assumir a responsabilidade e ser responsável por nosso próprio bem-estar estivesse ao nosso alcance apesar de aparentemente estar tão longe?

Muitos "e se" podem levar a uma mudança exponencial positiva, todos decorrentes da comida e do sistema alimentar desequilibrado. O autor best--seller do *New York Times* e praticante de medicina funcional nos Estados Unidos, Dr. Mark Hyman, é um dos pioneiros em mudanças radicais no sistema alimentar. Ele aborda essas questões em seu último livro, *Food Fix*, fornecendo algumas informações e pesquisas surpreendentes que andam de mãos dadas com outros trabalhos fantásticos sendo feitos para lançar luz sobre a situação que enfrentamos atualmente e como devemos nos apropriar e nos responsabilizar por nossas dificuldades.[10] Vani Hari, Dave Asprey, Ben Greenfield, Dr. Daniel Amen, Wim Hof e Dr. James Clement são apenas alguns dos muitos pensadores e pesquisadores que abordaram essas questões, ajudando-nos a ampliar nossa visão do que pode ser feito e do que podemos almejar alcançar em termos de desenvolvimento pessoal e social. Pesquisas adicionais sobre o trabalho formidável que eles vêm desenvolvendo de modo ativo são altamente recomendadas para se ter uma compreensão mais profunda do campo, mas é importante tocar ao menos no cerne de algumas das visões comuns que compartilhamos. E isso será parte da jornada que faremos juntos.

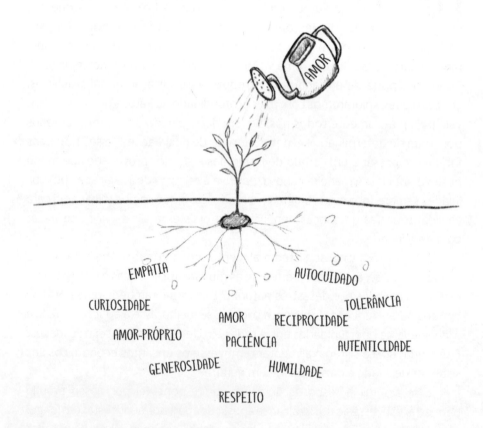

---

10 HYMAN, M. **Food fix**: how to save our health, our economy, our environment, and our communities – one bite at a time. New York: Little Brown, 2020.

capítulo 3

Saúde

Embora já mencionado, e apesar de parecer um pouco redundante, ainda é importante frisar: vivemos em uma época em que a nossa principal preocupação com a saúde passou a ser não morrer. Não que esse não tenha sido o principal problema de saúde no passado, mas certamente os motivos mudaram. Padrões nutricionais insuficientes, inacessíveis e mal comunicados contribuíram para a propagação de doenças crônicas e autoimunes, fazendo o número de casos dispararem. Basta dar uma olhada nas dez principais causas de morte ao longo dos anos, anunciadas pela Organização Mundial da Saúde, para constatar como elas cresceram ano após ano, e como aquelas mencionadas no Capítulo 2 (os quatro assassinos mortais: diabetes, câncer, doenças cardiovasculares e Alzheimer) estão sempre no topo da lista.[11] A consequência é que elas têm sobrecarregado os sistemas de saúde. Conforme tragicamente demonstrado pela pandemia global da covid-19, em nossa era, algumas das principais ameaças são vírus e patógenos que continuarão a surgir, sofrer mutações e se fortalecer contra o sistema imunológico humano. Adicione isso aos sistemas de saúde já lotados que encontramos na maioria das nações do mundo, independentemente se desenvolvidas ou emergentes, e temos uma receita para o desastre. Mesmo sem uma pandemia global, já estávamos a caminho de um desastre. Espero que possamos aprender com as experiências recentes e estejamos mais bem preparados quando – e não se – enfrentarmos outra ameaça invisível à saúde.

---

[11] THE TOP 10 causes of death. **Organização Mundial de Saúde**, 9 dez. 2020. Disponível em: https://www.who.int/news-room/fact-sheets/detail/the-top-10-causes-of-death. Acesso em: 19 jul. 2022.

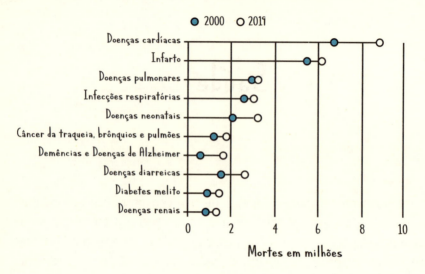

Um comentário adicional relacionado à pandemia do coronavírus é que deve ser pelo menos um pouco desconcertante que, durante uma pandemia – quando foi demonstrado que as taxas de mortalidade para pessoas com comorbidades ou quaisquer doenças crônicas ou autoimunes são consideravelmente mais altas, e que esses indivíduos têm uma chance maior de apresentar sintomas graves – nenhum governo ou autoridade de saúde se concentrou nas questões relacionadas ao estilo de vida e à alimentação das pessoas entre suas recomendações. Mais uma vez percebe-se um esforço medíocre em retratar diferentes visões e fornecer à população informações adequadas para que tomem decisões bem fundamentadas. Isso sem falar em demonstrar sua abertura a novas alternativas e sua capacidade de repensar e ressignificar suas posições ou a dos que estavam no comando. É apenas coincidência que as pessoas que levam um estilo de vida saudável não tiveram as mesmas taxas de mortalidade que aquelas com problemas de saúde? É de causar ainda mais perplexidade que, durante esses tempos, o governo e as autoridades de saúde tenham feito um esforço ainda maior para manter o sistema de saúde centrado no tratamento. No início da pandemia, a busca era por qualquer tratamento ou medicamento, e muitos surgiram e foram erroneamente seguidos pelo governo e pela população. Em seguida, vimos a insistência para desenvolver uma vacina em pouco tempo, o que com certeza foi um feito incrível. Mas, paralelamente, não seria sensato dar às pessoas maneiras alternativas de prevenir mortes relacionadas à covid-19? Ou pelo

Saúde

menos minimizar as chances de ter sintomas graves para quem contraísse o vírus? Infelizmente, isso foi e continua sendo muito descartado.

Todas as recomendações do governo ou dos lobistas devem ser centradas em produtos e na geração de lucro? Ou, pela primeira vez, eles começarão a fazer recomendações que, em alguns casos, são gratuitas e realmente trarão benefícios holísticos para a vida cotidiana dos indivíduos e, mais importante, salvarão muitas vidas? Parece tão intuitivo que, quando falamos da nossa saúde, o que deveria estar entre nossas prioridades, devemos mencionar a alimentação, o exercício e o autocuidado *versus* o consumo de remédios que causam dependência e ficar sentados esperando que algo de bom surja desse comportamento.

Se o que está em jogo é a sua saúde, sua vida e sua sobrevivência, você não gostaria de ter um lugar de destaque nessa jornada, assumindo o controle e esgotando todas as possibilidades?

E ainda por cima, mesmo para aqueles que sobrevivem, os governos não deveriam criar programas para evitar distúrbios cerebrais, ansiedade, depressão e outras doenças pós-covid-19 que surgirão de todas as medidas restritivas que foram criadas ao redor do mundo na tentativa de impedir a propagação da doença? Em um estudo de agosto de 2020 realizado pelo Centro de Controle e Prevenção de Doenças dos Estados Unidos, descobriu-se que 40% dos adultos do país estavam lutando com problemas de saúde mental ou abuso de substâncias.[12] É extremamente alarmante.

Ao que parece, as autoridades governamentais globais, talvez com raras exceções, acham que já entenderam tudo e não abrem espaço para o que não traz grandes lucros e aumento de poder para eles e seus pares. A alternativa seria a de que eles não têm acesso às mesmas informações que a *New Wave*, a nova sociedade de promoção da saúde que já começou, o que parece ridículo, uma vez que são o governo e têm acesso a muito mais dados e pesquisas do que o público em geral. Então tudo deve se resumir à pura negação e luta para manter o poder ou apenas a uma total falta de percepção e compreensão do que o papel deles como líderes governamentais acarreta. Nenhuma outra possibilidade vem à mente. Entendemos que existem entraves econômicos a serem considerados para uma mudança sistêmica tão profunda, mas nem sequer mencioná-los gera ainda mais descrença e desconfiança.

---

[12] CZEISLER, M. *et al*. Mental health, substance use, and suicidal ideation during the COVID-19 Pandemic – United States, June 24–30, 2020. **Mmwr. Morbidity And Mortality Weekly Report**, [S.L.], v. 69, n. 32, p. 1049-1057, 14 ago. 2020. Disponível em: www.cdc.gov/mmwr/volumes/69/wr/mm6932a1.htm. Acesso em: 19 jul. 2022.

E se assumir a responsabilidade e ser responsável por nosso próprio bem-estar estivesse ao nosso alcance apesar de aparentemente estar tão longe?

Saúde

Para contextualizar, aqui estão alguns dados para análise. Vamos nos concentrar nos Estados Unidos, não por sermos exigentes, mas devido à disponibilidade de dados, bem como para mostrar a gravidade do caso na nação econômica mais poderosa do mundo.

- Seis em cada dez estadunidenses sofrem de doença crônica;
- 75% estão acima do peso;
- Desses, 42% são obesos;
- 88% são metabolicamente disfuncionais. Sim, 88%! Isso significa que apenas 12% são metabolicamente funcionais.[13]

É extremamente chocante. Não é preciso muito para juntar as peças do quebra-cabeça e perceber que estamos fazendo algo errado, que estamos no caminho errado, que é, no mínimo, necessário discutir o assunto. E se o governo não se encarregar de liderar esse movimento, nós temos de cuidar uns dos outros.

Assim como nós, enquanto população, devemos revisitar nossos hábitos, escolhas diárias e relacionamentos com nós mesmos, com os outros e com nosso planeta durante esses tempos difíceis, também os governos devem fazer o mesmo. Está claro que esse trabalho de colocar as pessoas em primeiro lugar não está sendo feito de modo adequado ou eficiente, com ou sem covid-19.

Fundamentalmente, a abordagem de tratamento *versus* prevenção aos cuidados de saúde já provou sua ineficiência há muito tempo. Os custos hospitalares, do Medicare, sistema de seguros de saúde gerido pelo governo nos Estados Unidos, e as taxas de ocupação nunca foram tão altos. Se a proteção de vidas humanas não era uma prioridade em si, há outros tipos de questões a serem observadas aqui, desde o uso descontrolado e excessivo de medicamentos prescritos até os custos absurdos subsidiados pelo governo para pagar a saúde pública, o que aumenta a cada ano, ao lobby político de corporações multibilionárias "para manter sua fatia do bolo". Se precisar de um exemplo concreto, considere todos os beneficiários dos programas de assistência social estadunidense vivendo de refrigerantes e alimentos processados e ricos em açúcar. Por que o governo promoveria o consumo desses alimentos?[14]

---

13 DOCTOR reveals the essential foods you need to eat to live longer! | Mark Hyman & Jay Shetty: 2021. Vídeo (51min14s). Publicado pelo canal: Jay Shetty Podcast. Disponível em: www.youtube.com/watch?v=lnuahuBajPQ. Acesso em: 19 jul. 2022.

14 DUHAIME-ROSS, A. New US food guidelines show the power of lobbying, not science. **The Verge**, 7 jan. 2016. Disponível em: www.theverge.com/2016/1/7/10726606/2015-us-dietary-guidelinesmeat-and-soda-lobbying-power. Acesso em: 19 jul. 2022.

Manifesto da felicidade

A cada cinco anos, funcionários do governo revisam as diretrizes alimentares nos EUA e em vários outros países somente para nos deixar mais frustrados e desiludidos com os resultados da situação atual impulsionados pelo lobby, que nunca parecem mudar. As tentativas mais recentes, em 2005, foram para reduzir o consumo de carne vermelha convencional de animais alimentados com grãos geneticamente modificados e bebidas adoçadas com açúcar, ambas sem sucesso após o lobby incessante de republicanos e representantes agrícolas. Isso acontece mesmo quando eles não criam as próprias redes e contratam jornalistas, empresas de mídia, de relações públicas e revistas científicas para ajudar a interpretar alegações enganosas a seu favor e apoiar seus negócios que têm efeitos devastadores para os seres humanos.

Os lobistas gastaram mais de 192 milhões de dólares apenas para que a lei do rótulo dos organismos geneticamente modificados (OGM) fosse derrotada em 2005. Isso é feito de maneira estratégica e com um ecossistema de apoio à prática de lobby, englobando esforços na agricultura, diretrizes alimentares, rotulagem de alimentos e até marketing enganoso de comida processada. Sempre que há pessoas e organizações com boas intenções, parece haver um impulso mais forte do outro lado para manter o *status quo*. Conforme elucidado pelo Dr. Mark Hyman, o Natural Institute of Health conseguiu arrecadar 1 bilhão de dólares para apoiar suas causas e tentar disseminar diretrizes e planos de ação de promoção da saúde. E então, a *Máfia alimentar*, essa força do mal supostamente invisível que luta por poder e dinheiro à custa de outros e até de si mesma, conseguiu logo arrecadar 12 bilhões de dólares com muito mais facilidade. Do jeito que as coisas estão, é uma batalha desequilibrada demais para se vencer. A missão de lobistas e partes do governo a fim de criar desinformação deve ser erradicada. Mais uma vez, usamos os Estados Unidos como base, mas não é necessária uma reflexão muito profunda para perceber que os problemas no Brasil ou em outras partes do mundo são semelhantes, mas com pequenas nuances e outras particularidades.

Se apenas a quantidade impressionante (bilhões) de dólares americanos, euros e libras esterlinas gastos na prevenção da implementação de novas regulamentações de rotulagem de alimentos fosse divulgada à população em geral, certamente traria mais ceticismo à luz. Esse dinheiro é usado para evitar que produtos recebam o rótulo de "não transgênicos", impedindo que produtos alternativos cheguem ao mercado ou ganhem qualquer participação de mercado, ou para outras práticas que beiram a falta de ética. O lobby não deveria mais existir, ou pelo menos não deveria ser feito desse mesmo modo pejorativo.

Saúde

Na economia mais poderosa do mundo e considerada a maior supernação do planeta, um em cada cinco gastos governamentais e dólares orçamentários totais está comprometido com a saúde. Em 2025, esse número aumentará, levando o fundo fiduciário do Medicare a ficar sem dinheiro. Além disso, se continuarmos nesse caminho e não mudarmos o sistema alimentar, *os EUA gastarão quase 95 trilhões de dólares em tratamento de doenças crônicas nos próximos 35 anos*.[15] Só como comparação, o PIB global em 2021 foi de 94 trilhões de dólares.[16] Estamos falando que, ao longo de 35 anos, um só país alocará o equivalente ao PIB global atual apenas na área da saúde. Trilhões de dólares sendo alocados para uma causa importante, mas que está consumindo o orçamento de várias outras áreas consideradas essenciais para a nossa sociedade. Se uma parcela tão grande do orçamento da nação mais poderosa está comprometida com a saúde, o que acontece com a educação? A economia? A infraestrutura e o desenvolvimento social? E se esse é o caso na nação mais poderosa do mundo, não é necessária muita imaginação para criar um panorama do que acontece em países emergentes, em desenvolvimento ou mesmo empobrecidos, onde o orçamento é infinitamente mais restrito, as agências de controle são menos eficientes e a corrupção é generalizada.

---

[15] HYMAN, M. *op. cit.*

[16] NEUFELD, D. Visualizing the $94 Trillion World Economy in One Chart. **Visual Capitalist**, 22 dez. 2021. Disponível em: www.visualcapitalist.com/visualizing-the-94-trillion-world-economy-in-one-chart/. Acesso em: 19 jul. 2022.

Manifesto da felicidade

Aprendizados:

1. Não há mais espaço para a abordagem de saúde centrada nos tratamentos. Um sistema preventivo, em que a causa raiz de qualquer doença ou condição é diagnosticada, deve ser a nova norma.
2. Não há mais espaço para o lobby político como é feito atualmente na sociedade. A luta para manter o poder e aumentar os resultados e lucros só aumenta a desigualdade e impede que o bem da sociedade esteja na vanguarda de qualquer discussão.
3. Seja seu próprio investigador. Faça perguntas difíceis a si mesmo. Não tome nada como garantido. Seja um curioso cético do bem. Não faça vista grossa quando sua intuição lhe disser que algo está "esquisito".

capítulo 4

Economia

Caso a mensagem anterior não tenha ficado suficientemente clara, vou dizer que nós, humanos, tendemos a ignorar as coisas, ao menos quando não fazem parte do nosso dia a dia, quando não fazem parte da nossa luta. Ou, como nossos pais nos ensinaram quando éramos crianças e adolescentes, só damos valor às coisas depois que as perdemos. Mas na época, o que corríamos o risco de perder era o tempo para brincar ou a mesada; agora as apostas são muito mais altas e prementes, pois estamos lidando com nosso bem-estar e o daqueles que dependem de nós.

Para reiterar o ponto acima, apenas para que fique perfeitamente claro, a nação mais poderosa do mundo *vai falir* em 2025 se as coisas não mudarem; se não pararem de imprimir dinheiro de modo descontrolado, achando que o ato não causará impactos futuros nocivos à esfera global; se eles não se ajustarem; se todos nós não nos ajustarmos. Onde isso coloca o restante do mundo? O que acontece com os países que não têm uma Reserva Federal abundante, nem uma reserva econômica para usar, nem a capacidade de imprimir dinheiro à vontade? Creia, países com esse perfil são muito mais numerosos do que os que contam com essas capacidades.

De acordo com o FMI e um documento publicado em fevereiro de 2019 pelo J. P. Morgan, 62% das reservas mundiais de moeda são mantidas em dólares americanos devido à confiança na moeda ou a desequilíbrios comerciais, e atualmente os investidores estrangeiros detêm 28 trilhões em ativos denominados em dólares, com incrementos anuais de cerca de 2 trilhões de dólares.[17] Da forma como a economia global é construída, com o dólar supervalorizado tendo um

---

[17] GLASSMAN, J. The global role of the US dollar. **J. P. Morgan**, 20 fev. 2019. Disponível em: www.jpmorgan.com/commercial-banking/insights/global-role-us-dollar. Acesso em: 19 jul. 2022.

papel fundamental, poucos países escapariam dos efeitos de uma espiral descendente da economia mais poderosa do mundo. Além disso, esse fator consequentemente se espalharia para todos os outros setores da economia. Quando a economia não está indo bem, as chances são de que o povo e as comunidades americanas também não estejam indo bem. Não é à toa que são chamadas de recessões ou crises econômicas, porque há escassez de recursos para contornar e, em geral, os menos afortunados são os que sofrem primeiro. Estamos falando de pôr em risco a vida e o bem-estar de milhões, senão bilhões, de pessoas.

É evidente que as estruturas governamentais atuais não estão prontas para lidar com uma crise de saúde global, mesmo as nações tendo meses para se prepararem. A situação fica ainda mais preocupante se adicionarmos à mistura uma crise econômica e a instabilidade política, conforme testemunhado em alguns países, sobretudo naqueles em desenvolvimento. Infelizmente, essa é a receita para o desastre. Vidas humanas são, ou pelo menos deveriam ser, inegociáveis para os governos de todo o mundo. Mas não devemos esquecer que as crises sociais e econômicas que podem resultar das crises de saúde também podem ser altamente prejudiciais e apenas ampliar ainda mais a disparidade socioeconômica já existente.

A economia alimentar também é algo de que deveríamos estar mais conscientes. Certamente soa um pouco intuitivo quando ouvimos a respeito do assunto, mas, mesmo assim, é importante começar a revelar a questão, dessa maneira podemos mergulhar mais fundo nos próximos capítulos.

O preço dos alimentos e a renda são grandes barreiras que impedem as pessoas de fazerem escolhas alimentares melhores. O fato se torna mais predominante em casas e famílias de baixa renda. Por consequência, os preços dos alimentos começam a ter um impacto considerável na saúde nutricional das famílias. Quando eles aumentam, famílias de baixa renda não têm escolha a não ser comprar alimentos que, em sua maioria, carecem de nutrientes, o que acaba gerando esse ciclo vicioso de deficiência nutricional. Como veremos mais adiante, isso pode funcionar nos dois sentidos: pessoas que sofrem de subnutrição ou supernutrição por não terem alimentos suficientes ou pelo consumo excessivo de alimentos deficientes em nutrientes, que acabam causando no organismo um efeito contrário ao desejado.

E assim como testemunhamos que a disparidade socioeconômica em muitas partes do mundo continua a aumentar, há uma crescente diferença de preços entre alimentos saudáveis e não saudáveis, entre alimentos orgânicos ricos em nutrientes e alimentos ricos em calorias, pobres em nutrientes e ricos em pesticidas. Essa é a receita para o que chamamos de crise alimentar, com sérias implicações para a saúde e a segurança alimentar.

Economia

Em um estudo realizado no Reino Unido para verificar a correlação entre a diversidade alimentar, o custo alimentício e a incidência de diabetes tipo 2, descobriu-se que uma alimentação rica em laticínios, frutas e vegetais era importante para reduzir o risco de desenvolver essa doença altamente prejudicial.[18] Mas também foi concluído que esse tipo de alimentação é mais caro. Indo mais longe, eu diria que qualquer dieta que consista em alimentos variados será mais cara. Esse conceito vale para quase qualquer compra que fazemos, certo? É por isso que existem tamanhos econômicos em diversos setores. Eles reduzem os custos de produção e distribuição e, portanto, conseguem oferecer um preço mais barato para nós, consumidores. Provavelmente, e com frequência, sairá mais barato comprar um pacote de 1 quilo de arroz do que comprar dois pacotes de 500 gramas de arroz da mesma marca. Comprar um pacote com cinco peças de roupas íntimas provavelmente será mais barato do que cinco peças individuais de roupas íntimas da mesma marca. É assim que funciona a economia. Mas o ponto a ser considerado no estudo é que eles sugerem que o governo deveria criar políticas de preços para os alimentos, com a intenção de promover uma alimentação mais saudável e diversificada. Se está certo ou errado, se daria certo ou não, não sabemos dizer. O que sabemos, e podemos constatar, é que, da maneira como vem sendo feito nas últimas décadas, não funciona.

Para tentar um equilíbrio e trazer dados de um país em desenvolvimento, em um estudo realizado na África do Sul, os pesquisadores concluíram que uma dieta saudável, composta por alimentos de baixo consumo energético e ricos em nutrientes, como aveia, feijão, cenoura e maçã, é 69% mais cara do que uma dieta rica em energia, mas pobre em nutrientes, composta por doces, biscoitos, geleias e chocolates.[19] Eles também mencionam que, para cerca de dois terços da população, o aumento dessas despesas resultaria em um acréscimo de 30% nos gastos totais de uma família, o que seria inviável e irrealista na África do Sul e em quase todos os outros países em desenvolvimento e também em muitos países desenvolvidos. Concluíram que uma estratégia mais eficaz seria a intervenção governamental para manipular os preços.

---

18 CONKLIN, A. *et al*. Dietary diversity, diet cost, and incidence of type 2 diabetes in the United Kingdom: a prospective cohort study. **Plos Medicine**, [S.L.], v. 13, n. 7, 19 jul. 2016. Disponível em: https://pubmed.ncbi.nlm.nih.gov/27433799/. Acesso em: 19 jul. 2022.

19 LO, Y. T. *et al*. Health and nutrition economics: diet costs are associated with diet quality. **Asian Pacific Journal of Clinical Nutrition**, v. 18, n. 4, p. 598-604, 2008. Disponível em: https://pubmed.ncbi.nlm.nih.gov/19965354/. Acesso em: 19 jul. 2022.

A economia alimentar também é algo de que deveríamos estar mais conscientes.

Economia

Se deve ser feito por meio da intervenção do governo ou não, é outra questão. O fato preocupante aqui é que temos um problema global de crise alimentar ligado à economia alimentar, a preços e ao acesso tanto a alimentos mais ricos em nutrientes quanto a informações relacionadas ao assunto.

O último grande exemplo que temos é a crise financeira global de 2008. Podemos retirar algumas observações pertinentes da publicação feita pela FAO (Organização das Nações Unidas para Agricultura e Alimentação) em 2009, intitulada "Crises econômicas e segurança alimentar: impactos e lições aprendidas", que versa sobre o Estado da Insegurança Alimentar (SOFI). Afinal, cometer erros é normal, mas não aprender com eles é simplesmente estupidez ou ignorância.

Eles confirmam o que já foi mencionado antes: o aumento dos preços leva à escolha de alimentos mais baratos, em geral menos ricos em nutrientes. Com o tempo, essa má seleção do que se come pode ter efeitos seriamente prejudiciais, tanto em nossa saúde quanto na economia.[20] Nosso sistema imunológico fica mais fraco; assim, nossa capacidade de combater doenças e trabalhar de modo diligente e pleno também é prejudicada, o que tem o poder de parar a economia. Se as pessoas faltarem ao trabalho ou não conseguirem se concentrar por completo nas tarefas, haverá queda na produtividade, o que resultará na queda dos indicadores econômicos. A situação também é preocupante em longo prazo.

A desnutrição também é uma das maiores causas das taxas de mortalidade infantil. Se a situação for sustentada por um longo período, a população de qualquer país tenderá a envelhecer, o que acarretará a diminuição da força de trabalho, impedindo que o país mantenha a produção econômica. Então, pode-se dizer ou pensar, com razão, que essa situação pode não ser verdadeira em países em desenvolvimento porque, devido a uma série de fatores, a taxa de natalidade continua aumentando. Mas isso significa apenas custos adicionais para as famílias, que acabam entrando nesse ciclo vicioso de más escolhas alimentares e dieta por causa do aumento das despesas e de nenhum aumento de renda. Assim, não há solução aparente.

Existem outros pontos muito interessantes que foram abordados no estudo da FAO, mas, em última análise, eles chegam à mesma conclusão dos já mencionados aqui: o fato de que "intervenções nutricionais direcionadas são

---

20 THOMPSON, B. Impact of the financial and economic crisis on nutrition – policy and programme responses. **Food and Agriculture Organization of the United Nations**, 2009. Disponível em: www.fao.org/ag/agn/nutrition/docs/Impact%20of%20the%20financial%20and %20economic%20crisis%20on%20nutrition.pdf. Acesso em: 17 jul. 2021.

necessárias para ajudar os famintos". E podemos ter certeza de que, quando mencionam intervenções, não estão falando em criar programas assistenciais que incentivam o consumo de produtos ricos em açúcar, refrigerantes e outros alimentos nocivos, como vemos acontecer.

O autor e professor de economia da Universidade de Houston, Alok Bhargava, faz um trabalho incrível ao retratar a problemática e vai ainda mais longe em seu livro, *Food, Economics and Health*.[21] De maneira provocativa, ele mostra evidências e tenta conectar diversas áreas da ciência com os responsáveis pela tomada de decisões, em uma tentativa de encontrar uma solução para a crescente questão da crise alimentar. Ele faz apontamentos de como lidar com a desnutrição e a obesidade e se concentra em associar a ingestão de alimentos com as condições socioeconômicas, preferências individuais, hábitos culturais e disponibilidade de alimentos. Ele escreve:

> Estudos sobre o efeito que mudanças nos preços dos alimentos ou na renda exerce sobre o consumo de alimentos fornecem evidências importantes para os governantes. Por exemplo, políticas para fornecer alimentos nutritivos são mais necessárias em países ou regiões com baixa elasticidade de renda para micronutrientes e proteínas. Da mesma forma, subsídios para promover o consumo de "alimentos saudáveis" em ambientes obesogênicos podem ser bem-sucedidos se estudos revelarem um aumento no consumo de frutas e hortaliças quando os preços são reduzidos.[22]

Os exemplos dessa disparidade crescente são infinitos. Vários estudos mostraram e continuarão a mostrar o problema se nenhuma ação concreta for tomada. O desenvolvimento cognitivo infantil, a produtividade no trabalho e o bem-estar da população continuarão sendo afetados se não houver intervenção nas políticas alimentares que atualmente temos em vigor.

Então, como sugere Peter Diamandis, como podemos reverter essa situação indo de um modo de pensar competitivo, que visa à escassez e é hiperlocal, para um colaborativo, que visa à abundância e é global?[23] Se nossos

---

21 COLCHERO, A. Food, economics and health. **Bulletin of the World Health Organization**, [S.L.], v. 87, n. 2, p. 160, 1 fev. 2009. Disponível em: www.ncbi.nlm.nih.gov/pmc/articles/PMC2636187/. Acesso em: 19 jul. 2022.

22 Ibidem.

23 DIAMANDIS, P. Why an abundance mindset? **Peter H. Diamandis Blog**, 25 out. 2020. Disponível em: www.diamandis.com/blog/why-abundance-mindset. Acesso em: 19 jul. 2022.

Economia

recursos são abundantes, a tecnologia nunca ofereceu tantas opções e possibilidades, e nunca tivemos tanto acesso à informação, por que esses recursos estão sendo tão mal alocados?

Aprendizados:

1. A nação mais poderosa do mundo, os Estados Unidos da América, entrará em falência em 2025 se as coisas não mudarem. Isso nos faz refletir, com desânimo, como ficarão as nações e regiões menos desenvolvidas e menos afortunadas economicamente?

2. Quando a economia não está indo bem, há probabilidade de que o povo e as comunidades também não estejam. A economia funciona como o pulmão da sociedade. Devemos usar seu papel vital para nos permitir aumentar a qualidade de vida em geral, expandindo nossas contribuições sociais, sem comprometer alocação orçamentária alguma do setor governamental.

3. Devemos reverter nosso modo de pensar, e a situação atual de competitividade, baseado em escassez e hiperlocalidade, para um colaborativo, abundante e global. O pensamento de "eu contra o mundo" não nos levará muito longe e não nos guiará para um lugar relevante. Há abundância de recursos suficientes para todos. É mais questão de distribuição do que de disponibilidade. Sua felicidade e seu sucesso não precisam vir à custa da felicidade e do sucesso dos outros.

capítulo 5

Injustiça social e educação

Não é surpresa que maus hábitos nutricionais estejam fortemente relacionados com problemas de desenvolvimento do cérebro.[24] Em termos mais simples, quando comemos os alimentos errados, ficamos mais lentos e fatigados, obstruímos e anuviamos o cérebro e paralisamos nosso desenvolvimento intelectual e emocional. É especialmente preocupante que a maioria da população global se alimente com produtos geneticamente modificados (OGM), como milho, soja, arroz, trigo e outros produtos com glúten vendidos ao público após processados e carregados de açúcar.[25]

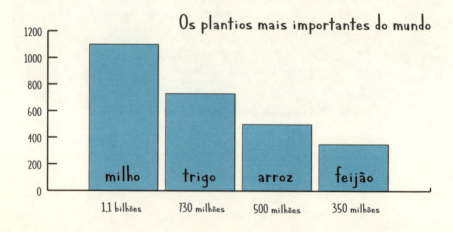

24 O'NEIL, A. *et al*. Relationship between diet and mental health in children and adolescents: a systematic review. **American Journal of Public Health**, [S.L.], v. 104, n. 10, p. 31-42, out. 2014. Disponível em: www.ncbi.nlm.nih.gov/pmc/articles/PMC4167107/. Acesso em: 19 jul. 2022.

25 FEEDING the world – the future of global food security. **J. P. Morgan**, 16 jul. 2019. Disponível em: www.jpmorgan.com/insights/research/globalfood-security. Acesso em: 19 jul. 2022.

Injustiça social e educação

Algumas décadas atrás, tínhamos grandes preocupações acerca da nossa capacidade de alimentar uma população global em expansão (não me pergunte por que essas preocupações não existem mais nem por que diminuíram, já que ainda há pessoas famintas em todo o mundo), portanto, técnicas para maximizar a produção de certos plantios foram criadas, e a modificação genética dessas culturas foi feita com as melhores das intenções. Entretanto, desde então, a prática saiu do controle. O mundo mudou, e o nosso conhecimento sobre nutrição e dietas diferentes evoluiu, mas ainda uma grande parte do mundo é abastecida com alimentos nocivos.

Grandes multinacionais do ramo alimentício têm uma boa parcela da responsabilidade. Apesar das boas intenções no passado, hoje em dia teriam dificuldade ao afirmar que são centradas no consumidor. Alguns podem afirmar que sem tais culturas agrícolas e alimentos derivados delas, muitos sofreriam de subnutrição e inanição, o que é parcialmente verdadeiro, mas elas também estão matando as pessoas aos poucos, impedindo-as de ter uma vida longa e saudável. Uma vida de escolha e livre-arbítrio. Com toda a tecnologia e o conhecimento que se tem em mãos, não parece possível fazer modificações genéticas menos prejudiciais, adicionando mais nutrientes, vitaminas, minerais e outros itens essenciais? Por que a motivação sempre foi aumentar o rendimento da produção e minimizar os perfis de nutrientes? Se sua moeda local perde valor, você simplesmente imprime mais dinheiro? Não é provável, pois isso aumentaria a inflação, o que afligiria ainda mais a economia – vimos isso acontecer durante a pandemia de covid-19, e os efeitos são desastrosos. Pode até ser que, na época, essas mudanças bem-intencionadas nas culturas agrícolas tenham sido conduzidas de maneira ingênua para serem uma resolução de curto prazo, mas faltava conhecimento ou compreensão do quanto a modificação genética afetaria a nossa vida.

Muitas dessas multinacionais bilionárias da indústria alimentícia obtêm uma parte considerável de seus lucros com programas de bem-estar. Talvez não no Brasil, mas decerto em outros países. É chocante aprender e entender a dinâmica de como esses programas funcionam. Esses programas de bem-estar, como o de vale-refeição, são oferecidos às populações demográficas mais empobrecidas e desesperadas, de modo que os beneficiários de tal apoio governamental não têm outra opção a não ser aceitar esses alimentos processados e ricos em açúcar. Imagine que sua dieta seja composta sobretudo por refrigerante, arroz OGM/com glúten, trigo, óleos vegetais hidrolisados, xarope de milho rico em frutose e outros alimentos altamente inflamatórios e sem nutrientes. Não é preciso imaginar, pois já está acontecendo!

Manifesto da felicidade

Essa abordagem de combate à fome dos menos afortunados está apenas piorando a situação dessas populações e criando mais desequilíbrios sociais. E ela deriva diretamente de políticas governamentais ligadas a empresas multibilionárias da indústria alimentícia. Essas empresas estão ganhando bilhões e bilhões de dólares todos os anos à custa das camadas mais desfavorecidas dos grupos demográficos, com campanhas de marketing ordinárias e enganosas que servem para desviar o foco do que o produto oferecido realmente é. A educação e a comunicação nutricional que estão sendo divulgadas são contrárias ao benefício do povo. Você acha que famílias em situação precária têm acesso ao conhecimento necessário para entender qual seria a melhor dieta para elas? Para saberem como otimizar sua nutrição independentemente da renda? Que o jejum, se feito de maneira sistemática e com orientação, pode ser melhor do que comer as coisas erradas?

Mas se o governo fornece as ferramentas (alimentos) erradas e ainda envia informações e mensagens enganosas, há pouco espaço para a conscientização dessas famílias, que estão, sobretudo, preocupadas em sobreviver e esforçando-se para manter a dignidade. Quando se chega a esse ponto, é muito difícil ter uma visão do todo. Sem mencionar a desconfiança que a atitude traz quando pensada de maneira ampla. Se o governo – que deveria cuidar de nós e nos fornecer melhor qualidade de vida, já que todos pagamos impostos cada vez maiores – está mentindo descaradamente para nós, isso gera inquietação em toda a sociedade.

E ainda por cima, muitas das empresas da indústria alimentícia e farmacêutica financiam grandes organizações de saúde, incluindo a Associação Americana do Coração (AHA), a Associação Americana de Diabetes (ADA) e a Sociedade Americana de Câncer (ACS), que, por sua vez, endossam muitos de seus, digamos, produtos alimentícios *controversos*. Conforme detalhado no documentário provocativo e um tanto sensacionalista *What the Health?*, empresas como Kraft Foods, Oscar Mayer, Tyson Chicken, Danone e Yoplait, Pizza Hut, KFC, Taco Bell, Subway e Domino's são todas financiadoras públicas dessas organizações, ou foram em um passado recente. E tudo é ainda mais preocupante quando descobrimos que a ACS, AHA e ADA aceitaram milhões de dólares de empresas farmacêuticas que estão ganhando *bilhões* de dólares com as doenças que as organizações de saúde supostamente tentam combater. Isso inclui Pfizer, Merck, Lilly, Johnson & Johnson, Abbott e outros.

Esse é um ciclo claramente problemático. As grandes indústrias agropecuária e alimentícia nos fornecem alimentos ricos em calorias, inflamatórios, causadores de doenças crônicas, em alguns casos, por meio de programas assistenciais incentivados por políticas governamentais. Então, as grandes empresas farmacêuticas entram para ajudar a tratar essas doenças e "salvar nossa vida". Ou destruí-la. Além disso, temos a grande indústria midiática sempre fixando em nossa mente anúncios que nos fazem acreditar que existe uma pílula mágica para cada solução, enquanto a indústria tecnológica remove sutilmente nosso poder de escolha e nos torna consumidores ainda mais ávidos. É uma simples questão de perspectiva. Mais uma vez, não podemos generalizar a respeito de todas as empresas alimentícias e farmacêuticas, mas não devemos tolerar que nomes consolidados sejam constantemente mencionados nesses tipos de descobertas.

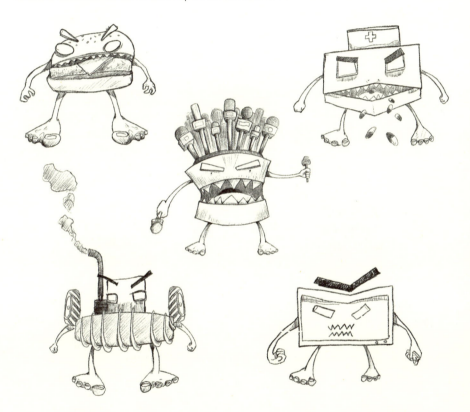

Mais uma vez, isso começa a se tornar um ciclo vicioso sem fim, em que a maioria da população sofre de doenças causadas pelo homem devido à falta sistemática de educação adequada. O desespero leva a más decisões. Fontes de informação pouco confiáveis levam à má formação de pensamento crítico e à má tomada de decisões. Nossas comunidades menos afortunadas estão sofrendo com ambos, e isso vem acontecendo há muito tempo. Muito tempo mesmo. Além de matar indiretamente milhões de pessoas todos os anos, a prática está sobrecarregando cada vez mais o orçamento do governo americano, ano após ano, causando uma série de mortes indiretas.

A indústria alimentícia, farmacêutica e a forma como as políticas governamentais são conduzidas hoje pelo lobby devem ser erradicadas. O bem-estar do consumidor, independentemente da demografia, deve ser prioridade para qualquer empresa, sobretudo aquelas que recebem forte apoio do governo. Em vez disso, o que permeia as motivações desses setores são dinheiro, poder político, ganância e medo. Enquanto continuarmos a eleger quem cria políticas governamentais com base em preferências e pautas pessoais, e não no que é melhor para o povo, as coisas só vão piorar, e a injustiça social e a desigualdade serão intensificadas.

O ciclo é claro: baixo investimento em educação leva ao consumo de alimentos pobres em nutrientes, o que aumenta os gastos com saúde, o que reduz o orçamento governamental disponível, que impacta o número de vagas de empregos, causando o aumento da taxa de desemprego, que leva a um desempenho econômico mais fraco, o que, por sua vez, aumenta a injustiça social, que é, por fim, responsável por oportunidades desiguais de educação.

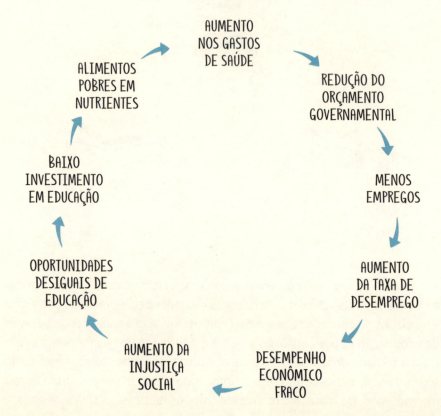

Injustiça social e educação

Como aprendemos desde cedo, tudo começa com a educação. Todos já ouvimos histórias inspiradoras de famílias simples que vivem com um salário mínimo e trabalham para proporcionar uma educação melhor para os filhos. Dependendo da cultura, toda a família, incluindo irmãos e irmãs, trabalha desde cedo para garantir que uma, apenas uma, das crianças possa frequentar a escola e receber uma instrução decente para poder, talvez, apenas talvez, melhorar a situação socioeconômica de seus familiares. O que, claro, não é suficiente. Como sociedade, temos de defender as minorias, que em muitos casos são a maioria, e lutar por melhores oportunidades de educação e, assim, conseguir trazer mais equilíbrio à equação.

A desigualdade de gênero e raça é evidente em todos os aspectos do cotidiano: executivos de empresas, membros do governo, o rol de bilionários das redes de comunicação e a maioria dos cargos ou rótulos criados e dados que dão indício de poder e riqueza. Essa distribuição injusta e assimétrica apenas reforça a desigualdade social, as disparidades de renda e a desproporção de oportunidades.

Sendo fã de esportes, vê-se que a governança e a administração esportiva sempre foram exemplos claros disso. Nada contra homens brancos velhos e experientes. Mas como é possível que quase toda federação ou associação esportiva imaginável seja liderada por homens brancos em seus 60, 70 ou 80 anos, que provavelmente estão nessa função há vinte, vinte e tantos anos, se não mais? Isso vale para a NBA, NFL, FIFA e COI, só para citar alguns. E também pode ser ampliado para tantos outros espectros da sociedade. As decisões de quem elegemos para estar no poder podem passar despercebidas porque, apesar de vivermos em um mundo livre, todos crescemos em sociedades segregadas, queiramos admitir ou não. As oportunidades não foram distribuídas de modo uniforme pelo campo de batalha.

Jamais devemos esquecer que ainda há, por todo o mundo, muitas crianças e adultos analfabetos. Essas pessoas precisam de nossa ajuda para lhes mostrar um roteiro que os auxiliem a sair dessa areia movediça. Elas estão em modo de sobrevivência, luta ou fuga, e esse não é o cenário para sustentar o desenvolvimento ideal. Vontade, determinação e garra talvez sejam os maiores valores que se pode ter. Mas quando as oportunidades, as possibilidades – a chance – de autodesenvolvimento e, em parte, de felicidade são retiradas de você, vão junto a esperança, a luz interior e a autoconfiança.

Faz muito tempo que temos nos enfraquecido, pouco a pouco, ano após ano. Se não consertarmos a base da escada, como podemos esperar que indivíduos marginalizados cheguem ao topo?

Manifesto da felicidade

Aprendizados:

1. A má nutrição e a falta de informação adequada levam à injustiça social e à desigualdade. Os maus hábitos nutricionais têm forte correlação negativa com o desenvolvimento do cérebro, o que leva a um potencial não realizado, o que leva, por sua vez, à distribuição e disponibilidade desiguais de oportunidades.
2. A atual abordagem de combate à fome, por meio da disponibilização de alimentos carregados de toxinas e calorias vazias para as populações menos afortunadas está apenas piorando a situação dessas pessoas e criando mais desequilíbrios sociais.
3. O marketing direcionado dos alimentos processados e a desinformação nutricional enganosa devem ser combatidos.
4. A educação é a base de tudo. Se as informações adequadas não forem divulgadas com precisão e imparcialidade, continuaremos nesse ciclo vicioso.

capítulo 6

As forças armadas e os órgãos de segurança pública

Preocupações desnecessárias com gastos públicos sempre estiveram entre as prioridades da política governamental, seja por causa da corrupção (mais comum em países em desenvolvimento) ou do envolvimento com guerras (como é visto repetidamente em países desenvolvidos). As forças armadas e de defesa não são prioridade em países onde não há financiamento para nem mesmo instituir essas forças em uma escala que gere impacto.

Acontece que, quando os governos começam a alocar orçamentos de bilhões ou até trilhões de dólares para tais guerras, a situação começa a se tornar um problema.

É nesse momento que a população dos países belicistas, e sobretudo as minorias, devem começar a se perturbar. A liberdade está, evidentemente, acima de tudo. É um princípio básico de nossas vidas: o direito de ser livre e ter livre-arbítrio. Enquanto sociedade global, aprendemos o suficiente com o passado para valorizar bastante esse aspecto.

Porém, será que todo o dinheiro investido nas guerras não poderia ser usado com mais sabedoria?

Quem controla os gastos militares? Mergulhe fundo no assunto e reflita. Talvez você se depare com os mesmos responsáveis pela tomada de decisões e com as estruturas mencionados anteriormente quando falamos da indústria alimentícia e farmacêutica. Ou então bons sósias, mas com o CEP diferente.

E se lhe dissessem que, assim como acontece em nossa macrocultura, boa parte desses homens e mulheres que se alistam para o combate são considerados inadequados para a função, seja no campo de treinamento ou depois, quando chegam à zona de guerra? Estão acima do peso, têm diabetes, hipertensão e outras doenças crônicas que os tornam um fator de risco no campo de batalha, ou uma bomba-relógio em atividades cotidianas na vida privada. Faz sentido que essas pessoas não sejam mantidas "em ação" e que não arrisquem a vida.

Não seria isso simplesmente o resultado de um mau planejamento? Ter pessoas dispensadas devido a doenças metabólicas, crônicas e incapacitantes? Se nossa liberdade é tão importante para que uma parcela tão grande do orçamento seja alocada para protegê-la, deve significar que corremos sérios riscos. E se assim for, queremos que militares inaptos estejam liderando essa frente? Lembre-se, estamos falando de guerras que custam trilhões de dólares. Talvez não a nível nacional, pois o Brasil se enquadra como um país relativa e historicamente pacífico e neutro, mas, em escala global, é esse o caso.

A maior parte desse orçamento costuma ser redistribuído para corporações lideradas por homens brancos que contribuirão ainda mais para a distribuição desigual de renda vista na sociedade moderna. É bastante perturbador e inquietante ver que, em tempos de crise como estes, há cada vez mais pessoas gananciosas piorando, de modo consciente, a situação geral, em vez de tentar de todo o coração promover qualquer bem. Não deveria funcionar de modo contrário? Com generosidade? Simpatia? Empatia?

As forças armadas são, de fato, um exemplo extremo em todos os aspectos. O cenário anterior não reflete a situação militar atual de muitas nações, mas reflete a dos Estados Unidos, que talvez sejam o país que mais se envolveu em guerras na história recente e o que tem a economia mais poderosa. Existem alguns outros que podem ser adicionados à lista, infelizmente. Entretanto, se quisermos encontrar exemplos mais claros e corriqueiros de uma situação semelhante que pode ser estendida por todo o mundo, basta dar uma olhada na nossa força policial local, no corpo de bombeiros e em outros órgãos de segurança pública, veremos que não há nada de muito diferente. Da próxima vez em que você entrar em uma dessas instituições, repare quantos desses servidores públicos parecem saudáveis e em forma. E então pondere: a quantos deles você confiaria sua vida ou a vida de seus familiares?

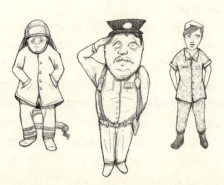

As forças armadas e os órgãos de segurança pública

Talvez tenhamos sido muito complacentes ao aceitar o atual esforço precário em treinamento progressivo e a reavaliação do pessoal da agência de fiscalização. Tornou-se algo cômico e amplamente aceito, a ponto até mesmo de ser comum em Hollywood, comer rosquinhas cheias de açúcar durante o trabalho, o que é no mínimo contraditório, dados os riscos e as urgências que esses homens e mulheres enfrentam todos os dias. Esse é de verdade o caminho a ser seguido?

O coronavírus se desvia um pouco do conceito militar, mas em termos de impacto monetário e pacotes de ajuda que os governos forneceram, os valores são comparáveis aos orçamentos militares. Apesar de ainda estarmos vivendo o fim dessa caótica pandemia global, a soma dos pacotes de ajuda global pode chegar a dezenas de trilhões de dólares. Se conseguimos criar esses fundos de ajuda para evitar a falência global, por que não fazemos o mesmo para resolver outros problemas mundiais que nos afetam há séculos, incluindo a fome, a falta de educação, a falta de água potável, a falta de condições sanitárias decentes e outras necessidades básicas?

Matemática básica, fatos diretos e verdadeiros e intuição. Eis uma mistura que geralmente serve como um ótimo ponto de partida.

A economia não é minha área de especialização, mas com todas as mentes brilhantes por aí, ela com certeza fornece alimento para a reflexão.

Aprendizados:

1. Quem controla os gastos militares? Mergulhe fundo no assunto e reflita. Talvez você se depare com os mesmos responsáveis pela tomada de decisões e com as estruturas mencionados anteriormente quando falamos da indústria alimentícia e farmacêutica. Pelo menos uma ponderação sincera deve ser feita aqui para entender para onde está indo uma fatia tão grande de nossos impostos.
2. As forças armadas e os órgãos de segurança pública são impróprios para o serviço, e isso não se limita ao físico de seus membros. Essas instituições precisam passar por reformas sistêmicas e de treinamento.

capítulo 7

Meio ambiente

O mundo está chorando: *alto*.
　　　Nosso planeta está aos prantos.
E podemos ouvi-lo. É ensurdecedor.
No entanto, nossa ganância por dinheiro, poder e status não permite que nós (a humanidade como um todo) remediemos essa situação.

Geleiras estão derretendo. Enchentes são cada vez mais comuns. Assim como tufões, furacões e secas severas. Em geral, desastres naturais se intensificaram e ficaram mais frequentes na última década ou duas.

Cada vez que enfrentamos um deles, perdemos vários milhares de vidas. Além do número de mortes humanas, que já deveria ser motivo suficiente para inspirar mudanças, eles também deixam para trás enormes encargos psicológicos e financeiros.

Apesar de as taxas de mortalidade por desastres naturais terem apresentado uma tendência de queda no último século, de acordo com a seguradora alemã Munich RE, 2018 foi o quarto ano mais caro em termos de perdas de seguros, com mais de 80 bilhões de dólares, enquanto o impacto econômico geral foi de 160 bilhões de dólares.[26] Nesse mesmo ano, houve vinte e nove eventos globais com impacto de pelo menos 1 bilhão cada.[27] Em 2017, os números foram ainda piores, com um recorde de 307 bilhões de dólares em danos apenas para a economia dos EUA. Apesar de esses números parecerem

---

[26] LÖW, P. The natural disasters of 2018 in figures: Munich re topics online. **Munich RE**, 8 jan. 2019. Disponível em: www.munichre.com/topicsonline/en/climate-change-and-natural-disasters/natural-disasters/the-naturaldisasters-of-2018-in-figures.html. Acesso em: 19 jul. 2022.

[27] Amadeo, K. Natural disasters are a bigger threat than terrorism. **The Balance**, 28 nov. 2020. Disponível em: www.thebalance.com/cost-of-naturaldisasters-3306214. Acesso em: 19 jul. 2022.

Meio ambiente

superiores à média, a média é igualmente chocante, com uma perda média anual de 140 bilhões de dólares em todo o mundo.

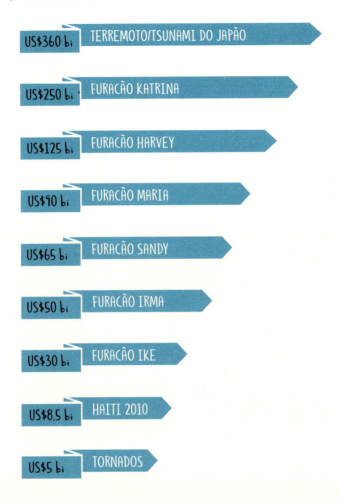

US$360 bi — TERREMOTO/TSUNAMI DO JAPÃO
US$250 bi — FURACÃO KATRINA
US$125 bi — FURACÃO HARVEY
US$90 bi — FURACÃO MARIA
US$65 bi — FURACÃO SANDY
US$50 bi — FURACÃO IRMA
US$30 bi — FURACÃO IKE
US$8,5 bi — HAITI 2010
US$5 bi — TORNADOS

Além disso, de acordo com o relatório "The World Disaster Report, 2018" da Federação Internacional das Sociedades da Cruz Vermelha e do Crescente Vermelho, dois bilhões de pessoas foram atingidas por desastres naturais na última década.[28] O que representa mais de 30% da população global.

Existem regiões específicas, como o Caribe, o Sudeste e o Leste Asiático e a África, que enfrentam desastres naturais quase todos os anos. Esses lugares

---

28 WORLD Disasters Report 2018. **International Federation of Red Cross and Red Crescent Societies**, 01 nov. 2018. Disponível em: www.ifrc.org/document/world-disasters-report-2018. Acesso em: 19 jul. 2022.

não têm mais tempo, vontade nem recursos para combater o problema, pois todo o tempo e todos os esforços precisam ser desviados repetidas vezes para as reconstruções.

Vamos considerar as seguintes questões:

- Qual seria a altura de um edifício se os novos andares que você construiu fossem arrancados todas as noites antes de você voltar no dia seguinte?
- Qual seria o saldo da sua conta bancária se ela fosse esvaziada todas as noites para pagar por imprevistos?
- Você conseguiria se manter disciplinado e determinado se sua esperança fosse tomada abruptamente todos os anos?

Milhões de pessoas ficam sem abrigo, sem ter as necessidades básicas supridas, sem higiene adequada e sem esperança. Bilhões e bilhões de dólares, vários trilhões apenas nas últimas duas décadas, precisaram ser despejados em fundos de ajuda, removendo orçamento de outras áreas-chave para as quais tinham sido antes alocados ou para as quais poderiam ter sido usados.

Adicione isso às economias já excessivamente estressadas e, em seguida, pondere: quantos desastres naturais mais um país emergente pode suportar?

Por quanto tempo nossos recursos naturais resistirão à força humana decadente antes que passemos por uma grande catástrofe?

Se continuarmos nesse caminho, todo o solo do mundo será erodido em breve, e será inútil e improdutivo para a agricultura daqui a apenas sessenta anos.[29] E é o solo que absorve quase 60% do CO_2 da atmosfera, equilibrando as condições para otimizar vidas. Devemos respeitar a natureza e parar de cuspir no próprio prato antes que seja tarde demais.

Além disso, a maneira como produzimos os alimentos precisa mudar. Os métodos e as políticas atuais em torno dessa produção permitem que sejam causados muitos danos ao planeta. Esses danos acabam passando despercebidos, mas estamos começando a sentir seus efeitos agora.

Como Poore e Nemecek evidenciaram em seu estudo de meta-análise, que analisou 38 mil fazendas de mais de quarenta culturas agrícolas diferentes, os produtores têm uma limitação relacionada ao quanto podem reduzir dos impactos ambientais que causam, mas ainda assim apoiam uma prática em que monitoram os próprios impactos através de uma abordagem multiprática flexível, sempre comunicando com transparência tais medidas

---

29 DOCTOR op. cit.

Meio ambiente

aos consumidores.[30] Não é preciso se familiarizar com o que eles estudam para perceber que esse caos ambiental causado em parte pelo atual padrão agrícola e pelo sistema alimentar precisa da contribuição de todas as partes interessadas na indústria. Mas o que Poore e Nemecek fazem de modo brilhante é sugerir como essa estrutura integrada pode ser implementada por toda parte de maneira positiva. Sejam pesquisadores fornecendo várias soluções diferentes com base em seus estudos, políticos estabelecendo metas de mitigação, agricultores, processadores e varejistas cumprindo metas enquanto monitoram e comunicam resultados, ou nós, consumidores, incentivando o consumo sustentável regenerativo.

Para esclarecer ainda mais a necessidade de mudança nesse setor, aqui estão algumas estatísticas elucidadoras sobre o assunto que foram retiradas do estudo "Impactos ambientais da produção de alimentos", de Hannah Ritchie e Max Roser, publicado em 2020:[31]

- Os alimentos são responsáveis por mais de um quarto (26%) das emissões globais de gases do efeito estufa;
- Metade da terra habitável do mundo (sem gelo e desertos) é usada para a agricultura;
- 70% do consumo global de água doce são usados para a agricultura;
- 78% da eutrofização (poluição dos cursos d'água com poluentes ricos em nutrientes) global dos oceanos e da água doce são causados pela agricultura;
- 94% da biomassa de mamíferos (excluindo humanos) são gado. Isso significa que o gado supera os mamíferos selvagens por um fator de quinze a 1,4;
- Das 28 mil espécies avaliadas como ameaçadas de extinção na Lista Vermelha da IUCN, a agricultura e a aquicultura estão listadas como ameaça para 24 mil delas.

---

30 POORE, J.; NEMECEK, T. Reducing food's environmental impacts through producers and consumers. **Science**, [S.L.], v. 360, n. 6392, p. 987-992, jun. 2018. Disponível em: https://pubmed.ncbi.nlm.nih.gov/29853680/. Acesso em: 19 jul. 2022.

31 RITCHIE, H; ROSER, M. Environmental impacts of food production. **Our World in Data**, jan. 2020. Disponível em: https://ourworldindata.org/environmental-impacts-of-food. Acesso em: 19 jul. 2022.

Por quanto tempo nossos recursos naturais resistirão à força humana decadente antes que passemos por uma grande catástrofe?

Meio ambiente

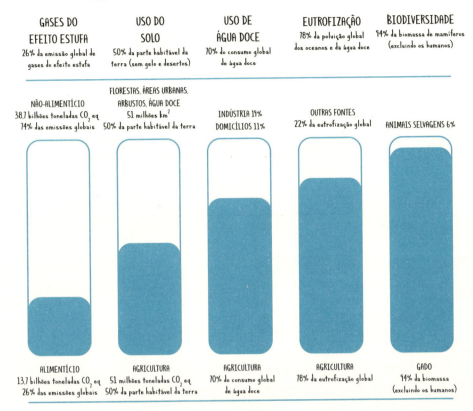

Portanto, é inegável que os alimentos são um dos principais fatores desencadeantes e causadores das alterações climáticas, o que deve estar no centro das nossas atenções e preocupações de modo a inverter essa situação a tempo.

Esses dois gráficos são ótimos para entender algumas dessas questões em poucas palavras. Em primeiro lugar, estamos usando 50% da terra habitável do mundo, excluindo geleiras e desertos, para a agricultura. Isso significa que estamos alterando o bioma natural de metade da terra que temos para alimentar o mundo. Isso por si só é desconcertante e deveria ser um ponto de atenção.

Então, há a inconsistência de como usamos essa terra. 77% dela é usada para gado e pastagem, enquanto apenas 23% permanecem para outras culturas agrícolas. Mas então vemos que, em termos de oferta global de calorias, apenas 18% vêm de proteínas e laticínios, enquanto 82% vêm de alimentos de origem vegetal. Em relação à oferta global de proteínas, 37% vêm de carnes e laticínios e 63%, de culturas de origem vegetal. Esse é, evidentemente, um sistema falho e bastante insustentável.

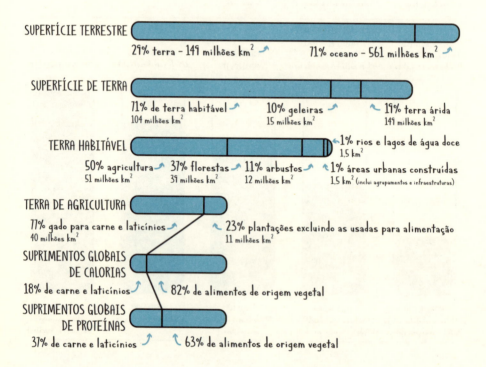

Se isso não fosse o suficiente, usamos a maioria de nossos suprimentos de água doce para sustentar essas práticas agrícolas errôneas.

Outra das questões mais impactantes que os alimentos trazem ao meio ambiente quanto às práticas agrícolas atuais e outros setores da cadeia alimentar é as emissões de gases de efeito estufa, que respondem por 26% do total global. Como pode ser visto no gráfico "Emissões globais de efeito estufa da produção de alimentos", os dois principais fatores são a pecuária e a piscicultura e, em seguida, culturas para consumo humano. Mas, ressalto, o gado é o principal, apesar de fornecer apenas 18% dos nossos suprimentos de calorias, conforme mencionado. Se adicionarmos o gado e a terra usada para ele, somamos quase metade das emissões de gases de efeito estufa relacionadas aos alimentos. Evidentemente, uma revisão de todos os processos de produção e distribuição de alimentos

Meio ambiente

pode trazer mudanças e resultados positivos, mas é necessário que entendamos essa incongruência no impacto causado pela produção comparado ao percentual de nossas dietas que ela compõe. E quando somamos isso ao fato de que, devido à grande maioria da população ser composta por famílias de baixa renda, essa disparidade se torna ainda maior e mais difícil de ser compreendida e aceita.

Podemos continuar a listar outras maneiras pelas quais o nosso sistema de produção de alimentos é prejudicial ao meio ambiente e, consequentemente, à nossa saúde: poluição, uso excessivo dos recursos de bacias hidrográficas e assim por diante. Mas, em última análise, é mais importante entender que o que escolhemos comer acaba tendo um impacto maior do que qualquer outra escolha potencial que possamos fazer. Se selecionarmos de modo consciente os nossos alimentos, há maiores chances de estar no caminho certo. Aquilo que o consumidor deixa de comprar e devorar incessantemente não fica no mercado por tanto tempo. É o mero princípio da oferta e da demanda. Se conseguirmos fazer com que algumas políticas governamentais sejam modificadas e revisadas para esse fim, poderemos ver o aumento do impacto desse efeito. No fim das contas, a mudança sempre ocorreu de baixo para cima.

Devemos também perceber uma das maiores falhas da humanidade e parar de elogiar as belezas da vida proporcionadas pela natureza somente quando já for tarde mais. Consumir todos os recursos até que eles se esgotem não é uma maneira sustentável de viver. Damos todo o nosso amor aos nossos filhos apenas nos seus primeiros anos de vida? Ou o fazemos de maneira contínua, promovendo esse amor ao longo do tempo e sendo meticulosos ao dedicar todos os esforços em diferentes fases da vida deles? Construímos nossas casas com o máximo de empenho e diligência e, depois de terminadas, nunca mais cuidamos delas? Ou cuidamos da nossa casa e dos nossos bens diária e semanalmente? Tentamos de todo o coração sair e criar tantos relacionamentos quanto possível apenas para nunca mais falar com essas pessoas? Ou procuramos nossos entes queridos constantemente para manter o amor e o interesse sempre vivos?

Não deveria ser diferente com o meio ambiente e a natureza.

A natureza nos dá tudo e muito mais.

Aprendizados:

1. O mundo está chorando alto e morrendo lentamente, mas com constância. Quase 30% da população global foi atingida e impactada por um desastre natural devastador na última década. Além dos números absurdos de mortes registradas, mais de 500 bilhões de dólares em danos foram registrados apenas entre 2017 e 2018. Como as comunidades podem se concentrar no crescimento se todo o seu tempo está destinado à reconstrução?

2. Abordar questões como aquecimento global, emissões de CO^2 e erosão do solo é essencial, pois todas estão diretamente ligadas à capacidade de atender às necessidades básicas, como alimentação e abrigo, da população global.

3. A agricultura, como é feita atualmente na indústria agropecuária, é uma das principais culpadas pela devastação de recursos naturais. É preciso haver uma mudança consciente, e precisa ser agora.

Meio ambiente

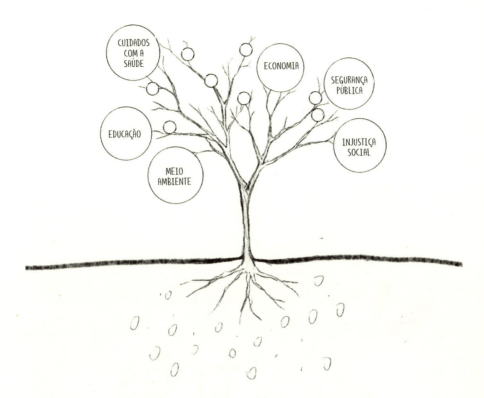

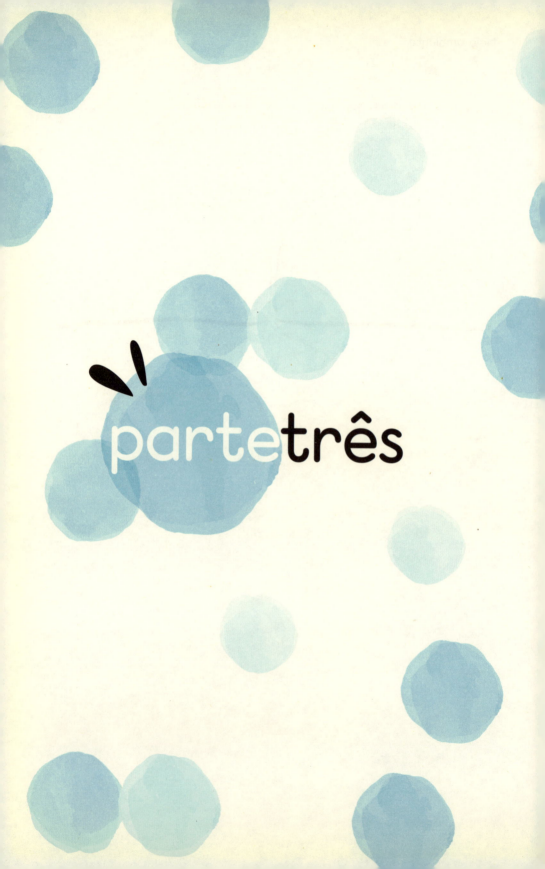

amor-próprio
é autocuidado

capítulo 8

Ampliando nossos horizontes com a mente aberta

A medicina integrativa funcional tem uma abordagem única para cuidar de nossa saúde e bem-estar que parece ser muito mais compatível com a sociedade atual, abundante em informações. Essa abordagem gira em torno de pesquisar e fazer um diagnóstico visando determinar a causa central, ou raiz, de um determinado problema de saúde com o objetivo de entender como e por que ele se desenvolveu até o estágio atual. Portanto, além de tratar o referido problema de saúde, e mais importante do que tratá-lo, a medicina funcional identifica as medidas preventivas que podem ser tomadas para evitar que ele volte a ocorrer. Em última análise, a prevenção e o cuidado preventivo prevalecerão até o ponto em que o tratamento não seja mais necessário – ou pelo menos se dê em níveis mínimos.

É importante notar que a maioria das doenças ou problemas pode ser revertida sem a intervenção de tratamentos invasivos. Um princípio fundamental da medicina funcional é se aprofundar na causa raiz de um problema para extingui-lo e, com sorte, impedir que volte a aparecer. É uma abordagem quase inteiramente baseada em como alimentamos o corpo e o cérebro e em como lidamos com a nossa mente. Isso faz a nutrição ser um dos pilares fundamentais da medicina integrativa funcional.

Conforme ilustrado na imagem a seguir, um problema de saúde pode ter muitas causas ou desequilíbrios, assim como uma causa ou um desequilíbrio pode ser indício de muitos problemas de saúde. Dessa maneira, a imagem ressalta a importância de se ter uma abordagem holística que vá mais fundo do que apenas analisar condições ou causas individuais, sem tentar ir à causa raiz ou entender mais profundamente por que um determinado paciente tem problemas de saúde. O ponto crucial a ser lembrado aqui é que restaurar o equilíbrio entre estilo de vida e fatores externos que impactam a vida de um paciente e sua fisiologia é a chave para que sua saúde seja restaurada.[32]

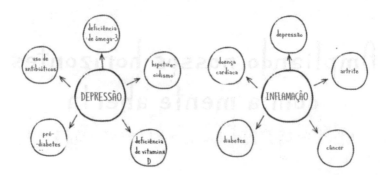

O ritmo acelerado de desenvolvimento dos avanços tecnológicos mundiais nos permite interpretar que "o futuro é muito mais rápido do que pensamos", como bem colocou o empreendedor em série e investidor de impacto Peter Diamandis. E são muitas as ferramentas e mentes brilhantes que temos à disposição para nos ajudar nesse caminho.[33] Vivemos em uma época em que empresas se orgulham do fracasso e conduzem milhares de experimentos até que um chame sua atenção e se torne um potencial divisor de águas, culminando em alguma inovação ou algum novo mecanismo de crescimento de determinado negócio.

E por que não podemos nos tratar com a mesma abordagem?

Em primeiro lugar, não existe uma abordagem de "tamanho único" para a nutrição, uma que funcione para todo mundo. Somos todos diferentes, com biotipos, equilíbrio hormonal, genética e fisiologia únicos, e isso não deve ser menosprezado nem visto como irrelevante. O que a nossa mãe, nosso pai, nossos amigos, primos ou vizinhos comem nem sempre é bom para nós. A dieta deles não é necessariamente a nossa dieta ideal. Para complicar um pouco mais as coisas, mudamos e evoluímos, assim como nosso corpo e fisiologia, o

---

[32] JONES, D.; QUINN, S. Reversing the chronic disease trend: six steps to better wellness. **The Institute for Functional Medicine**, 2017. Disponível em: https://docplayer.net/202172149-Reversing-the-chronic-disease-trend-six-steps-to-better-wellness-by-david-s-jones-md-and-sheila-quinn.html. Acesso em: 19 jul. 2022.

[33] DIAMANDIS, P.; KOTLER, S. **O futuro é mais rápido do que você pensa**: como a convergência tecnológica está transformando as empresas, a economia e nossas vidas. São Paulo: Objetiva, 2021.

A medicina integrativa funcional tem uma abordagem única para cuidar de nossa saúde e bem-estar que parece ser muito mais compatível com a sociedade atual, abundante em informações.

que significa que nossas necessidades estão sendo constantemente revisadas.

Outro pilar da medicina funcional gira em torno da experimentação, mais especificamente testar, rastrear e otimizar. Isso mesmo! Parece semelhante ao que você faz no trabalho, usando esse cérebro analítico bem conectado para lançar alguma luz sobre o melhor uso de todos esses dados? Pois deveria! Embora existam alguns princípios básicos e diretrizes dietéticas que a medicina funcional prescreve,[34] incluindo uma abordagem nutricional funcional para a dieta, as sugestões a seguir servem como um ótimo ponto de partida para implementar o bem-estar em nossas vidas sob o ponto de vista dietético: aderir a alimentos integrais, frutas e vegetais de cores sortidas, alimentos com alto teor de fibras, opções de proteína de origem vegetal ou de criação livre e com alimentação natural, ruminantes, óleos e gorduras extravirgens não refinados; e evitar alimentos processados, frituras e açúcar. Isso com certeza nos colocará no caminho certo. Mas devido a todas essas particularidades e à singularidade de cada pessoa, pode não ser suficiente. Há, também, as exceções para alergias e intolerâncias, que definitivamente devem ser testadas caso a caso, visando chegar à causa raiz de cada uma, entendendo sua natureza e possível reversibilidade, e entendendo o que deve ser feito a respeito delas.

Somos seres distintos, e nosso corpo pode reagir de maneira diferente a qualquer alimento. Aderir às regras gerais listadas acima é sempre um bom começo. Em um mundo utópico, faríamos tomografias e exames de sangue todos os anos para verificar alguns marcadores importantes, como hormônios da tireoide, metabolismo, níveis de açúcar no sangue, contagem sanguínea de ferro, deficiência de vitaminas e minerais, níveis hormonais, funcionamento do coração, fígado e rim, análise do microbioma intestinal, alergias e intolerâncias e testes para verificar a presença de metais pesados, para citar alguns. Normalmente, esses marcadores nos suprem com uma leitura e diagnóstico muito mais precisos. Todos esses exames fornecem informações extremamente valiosas que podem ajudar a apoiar uma abordagem personalizada e baseada em dados para nossa dieta e nosso estilo de vida.

Mais uma vez, é como os negócios feitos no mundo moderno. Testamos, rastreamos, otimizamos e continuamos fazendo isso repetidas vezes até estarmos satisfeitos com nossas descobertas e conseguirmos correlacionar os resultados com medidas preventivas viáveis. Mais cedo ou mais tarde,

---

[34] MINICH, D. M.; HANAWAY, P. J. The functional medicine approach to COVID-19: nutrition and lifestyle practices for strengthening host defense. **Integrative Medicine**, v. 9, n. 19, p. 54-62, maio 2020. Disponível em: https://pubmed.ncbi.nlm.nih.gov/33041708/. Acesso em: 19 jul. 2022.

Ampliando nossos horizontes com a mente aberta

benefícios surpreendentes virão à tona e a qualidade de vida disparará para níveis sem precedentes. Sintomas comuns, mas às vezes não rastreáveis, como inflamação crônica, falta de energia e dificuldade de concentração, dores crônicas, problemas de mobilidade e tantos outros ocorrem constantemente sem nossa compreensão e consciência. E, como sabemos, estar ciente de qualquer problema, obstáculo ou situação é o primeiro passo para remediá-lo. Talvez seja mais do que o primeiro passo, é o passo mais crucial, um que todos devemos nos esforçar para dar. Não significa, de maneira alguma, que tudo se tornará mais fácil quando tivermos ciência disso, mas com certeza nos ajudará a ter mais clareza da intenção por trás de nossas ações e nossos pensamentos. Se dedicamos tanto tempo e esforço para detectar problemas em nosso ambiente de trabalho, por que não podemos fazer o mesmo por nós mesmos, por nosso corpo e nosso cérebro, já que eles são nossas principais fontes de produtividade e criatividade?

Parece muito mais do que apenas falta de informação acessível. Talvez também precisemos melhorar nosso jogo nas arenas do autocuidado e amor-próprio. Temos uma ansiedade subconsciente e excessiva em relação a outras pessoas valiosas em nossas vidas, sejam nossos pais, animais de estimação ou parceiros, mas quando se trata de nós mesmos, não somos tão dedicados. Basta pensar na última vez que seu animal de estimação teve um pequeno soluço e com que rapidez você o levou ao veterinário. Agora, lembre-se da última vez em que você teve uma pequena tosse, gripe ou dor moderada (antes dos dias da covid-19). É provável que tenha minimizado e optado por "melhorar" daquilo sem a validação de um profissional especializado. Vamos amar e cuidar de nós mesmos como fazemos com os outros que nos são queridos. Se refletirmos sobre a velha máxima que a maioria de nós aprendeu na escola, de que devemos "tratar os outros como gostaríamos de ser tratados", podemos descobrir que ela evoluiu para "tratamos os outros como gostaríamos de ser tratados, mas não tratamos a nós mesmos como tratarmos, ou intentamos tratar, os outros".

Vamos manter a mente aberta e sermos suscetíveis a mudanças. Não importa se o que estamos fazendo está funcionando (ou pensávamos que estava funcionando e se confirmou de maneira tendenciosa para nós mesmos) por anos e depois fomos informados do contrário ou chegamos a essa conclusão por conta própria. Pense nos próximos anos. Pense no progresso que podemos alcançar com uma mente aberta, interessada em experimentação e otimização.

Estamos sempre nos adaptando a novas tecnologias e inovações revolucionárias. Vamos usar esse mesmo raciocínio flexível e ágil para implementar esses métodos para nós mesmos, com graça, paciência e positividade. Sejamos gratos por onde estamos, mas também tenhamos esse impulso incessante de sermos a melhor versão de nós mesmos. Essa versão de nós mesmos é aquela que pode servir melhor às nossas famílias, aos nossos amigos e à comunidade.

Adotar essa abordagem experimental e de mente aberta que é enraizada nos princípios da medicina funcional nos levará muito longe. A comida é, de fato, o fio invisível que podemos puxar para criar uma cascata de mudanças positivas.

Aprendizados:

1. A medicina integrativa funcional é um ótimo lugar para começar a reverter nosso sistema centrado no tratamento (saúde) para um sistema preventivo. Compreender a causa raiz de qualquer problema, relacionado ou não à saúde, é o primeiro passo para erradicá-lo.

2. Somos seres humanos integrados e interconectados e, portanto, não podemos isolar nenhum diagnóstico específico, pois, provavelmente, haverá outros fatores contributivos subjacentes que nos impedirão de estar no primor de nossa saúde ou estado de espírito.

3. Não existe uma solução de "tamanho único" para todos, e a experimentação é fundamental. Seja suscetível a mudanças. Cada um de nós é único. Somos singulares. Devemos testar, monitorar e otimizar até estarmos satisfeitos com nossas descobertas.

4. Precisamos melhorar nosso jogo na arena do autocuidado e do amor-próprio.

capítulo 9

Os quatro pilares

A intenção aqui não é fornecer um guia passo a passo das melhores práticas para salvar o mundo ou "7 estratégias para resolver os problemas do mundo". Seria muito impositivo e ingênuo para que de fato confiássemos. Uma premissa fidedigna, porém, é que a mudança acontece de baixo para cima, tanto quanto de dentro para fora. Para ser eficaz, a mudança tem de ser uma norma e um jeito de pensar. Você deve ter motivação para mudar e deve ser capaz de tomar as pequenas ações necessárias para converter todo esse conhecimento em poder, como diria o renomado entusiasta do cérebro Jim Kwik. Sem motivação, nossa busca por melhorias será apenas mais um momento, em oposição a um abalo social muito necessário e uma séria mudança transformacional. E sem agir, sem ter a capacidade de tal ação, essas ideias serão para sempre apenas ideias sem resolução alguma, ou pelo menos nenhuma resolução que seja impactante, duradoura e transformadora.

Para alcançar essa determinação, precisamos nos tornar melhores em ouvir uns aos outros, em ouvir ativamente as dores e os fardos dos outros. Vamos ser gentis e empáticos com nossos parentes. Tenhamos a sabedoria de fazer as perguntas certas, tanto para os outros quanto para nós mesmos. É crucial conversarmos com nós mesmos para que possamos entender nossa motivação verdadeira: de onde viemos, para onde queremos ir e o que queremos alcançar.

Mas, de fato, existem algumas coisas importantes que podem ser a base de uma vida saudável, ideal, produtiva, generosa e grata. Lembre-se: "toda mudança é difícil no começo, confusa no meio e linda no final", como o líder inspirador Robin Sharma descreve com precisão.[35] Nada pelo que vale a pena

---

[35] SHARMA, R. **O clube das 5 da manhã**: controle suas manhãs, mude de vida. Rio de Janeiro: BestSeller, 2019.

lutar pode ser dado como garantido. Apesar de essa frase ter se tornado um clichê, é verdade: o que importa é a jornada. É ela que cria o verdadeiro valor na realização derradeira, e não o contrário. É a jornada que lhe trará confiança em sua competência. O caminho será difícil e confuso, mas se avançarmos juntos e com atenção, ele, com certeza, será lindo no final.

A mudança tem efeito cascata positivo. Quando nos tornamos mais abertos e aceitamos mudanças em nossa vida, esse provavelmente será o efeito. A curiosidade de aprender algo novo e implementar no cotidiano resulta em um mundo novo e vasto, cheio de descobertas e entusiasmo. Alimentamos o cérebro com inovações e competência para aprender e fazer coisas novas. E é aqui que entram os quatro pilares.

A **nutrição**, alimentar corpo e cérebro, é algo que fazemos diariamente e várias vezes ao dia. Portanto, é natural que ela seja o primeiro pilar e a primeira arena para incutir mudanças em nós mesmos e em nosso estilo de vida no que diz respeito ao bem-estar e a viver uma vida mais realizada e otimizada. Os resultados são palpáveis e fáceis de serem medidos e visualizados quando lidamos com mudanças na dieta. Geralmente, essas mudanças giram em torno dos nossos objetivos pessoais, em ter motivações duradouras, como mencionado anteriormente. Elas costumam ser o estopim para a mudança; o que nos motiva a começar. Estamos, agora, iniciando nossa jornada para a mudança e abrindo um mundo novo repleto de possibilidades e novas descobertas.

O que nos leva ao segundo pilar, talvez não em importância, mas com certeza em termos de aplicabilidade: **exercício e movimento**. Mais uma vez, em grande parte devido aos seus efeitos visuais e mensuráveis, além da sensação de bem-estar que eles nos trazem, o exercício e o movimento também são palpáveis. Nossos dias estão cheios de exemplos inspiradores nesse campo, o que torna relativamente fácil de implementá-los. Além disso, o exercício e o movimento não precisam ter custo. Há um número abundante de atividades, esportes e possibilidades a que podemos aderir. Mas, seja pelas melhorias estéticas ou por qualquer outro motivo intrínseco, o movimento é fundamental no nosso processo de descoberta. A essa altura, já fomos mordidos pela dieta do estilo de vida saudável e pelo bichinho do exercício, o que naturalmente nos leva ao próximo pilar: o **sono**.

Dormir é uma prática muito negligenciada, mas que fazemos todos os dias. O sono é de suma importância para determinar nossa *prontidão* para o dia que está por vir. Apesar de todos saberem de sua importância, o sono se enquadra nos dois pilares cujos efeitos não são tão fáceis de reconhecer e mensurar. Dito isso, não devemos de maneira alguma deixar de dar a atenção

Os quatro pilares

total que o sono requer. Dormir bem nos possibilita estar sempre no nosso auge e ter resultados além de excelentes em todas as áreas da vida, seja no trabalho, nos relacionamentos ou em interesses pessoais. É o processo natural de reciclagem e reinicialização do corpo. É o momento em que corpo se regenera e o cérebro se reconecta.

O que nos leva ao quarto pilar: a saúde do cérebro. O ser humano nunca viveu em um mundo tão dinâmico e agitado, em que tudo acontece tão rápido e somos tão pressionados em todas as esferas da vida, como acontece hoje em dia. Nossos pensamentos nunca foram tão prejudiciais à nossa saúde e qualidade de vida. Nunca uma parcela tão grande da sociedade viveu no piloto automático, sem realmente saber, de maneira consciente, quais ações e escolhas estão sendo tomadas e por quais razões. Estar atento a essas situações e dificuldades em lidar com nós mesmos e com o ambiente externo é fundamental para enquadrar os outros três pilares e contextualizá-los na modernidade.

Em última análise, esses pilares são como uma rede interconectada de eventos constantemente estimulados uns pelos outros na busca de mudanças positivas. Eles não são um guia com o que deve e o que não deve ser feito. A beleza aqui está em cada um de nós ter o próprio processo de autodescoberta e desvendar essa rede dia após dia de modo que fiquemos satisfeitos e, com sorte, entusiasmados, pois, no fim das contas, queremos apenas nos sentir bem e realizados.

Então, vamos tentar incutir aos poucos esses hábitos em nossa rotina. Lembre-se de ser paciente consigo. Trabalhe progressivamente na busca do seu autoaperfeiçoamento, pois esse é o principal ponto para alavancar o seu impacto no mundo. Haverá dias de folga, então reconheça-os e se comprometa a ser melhor no dia seguinte. Transforme as pequenas mudanças em hábitos. Vá devagar, mas seja consistente.

Permita que esses hábitos cresçam dentro de você e evoluam. Permita que eles o ergam a altitudes jamais imaginadas. Que se tornem seu segundo instinto: seu eu poderoso e intuitivo. Algumas mudanças e hábitos serão mais fáceis de implementar do que outros, mas mantenha-se firme, pois o progresso e o crescimento serão certos se você tiver a disciplina e o compromisso de continuar ultrapassando limites.

Manifesto da felicidade

Aprendizados:

1. Como é frequentemente descrito na neuroplasticidade, o cérebro se alimenta de novidades, que são geradas por curiosidade, paixão e desejo de aprender coisas novas, de superar o medo. A curiosidade de aprender algo novo e implementá-lo na rotina resulta em um mundo novo e vasto, repleto de descobertas e entusiasmo.
2. Coma (apropriadamente), movimente o corpo (sempre), durma (intencionalmente) e pense (com amor). Repita. Lembre-se de que esses pilares não são independentes e que são uma rede interconectada de eventos estimulados uns pelos outros na busca de mudanças novas e positivas, em vez de um guia passo a passo do que deve ou não ser feito.
3. A beleza está em cada um de nós seguir o próprio processo de autodescoberta.

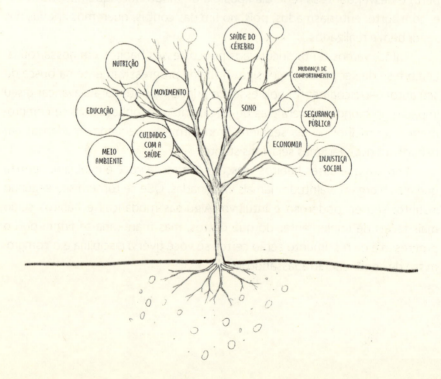

Haverá dias de folga, então reconheça-os e se comprometa a ser melhor no dia seguinte. Transforme as pequenas mudanças em hábitos. Vá devagar, mas seja consistente.

capítulo 10

Uma abordagem pessoal e harmoniosa para a nutrição

Consumismo regenerativo. Eis um conceito poderoso. Lembre-se desse termo.

Há muitas dietas da moda na área da nutrição. A cada ano ou estação, somos bombardeados com novas informações sobre o que comer, por que comer, quando comer e como comer. Estabelecemos objetivos pessoais, há razões éticas e práticas religiosas em que acreditamos e muitos outros fatores que desempenham um papel na sobrecarga de nossas escolhas alimentares e na nossa nutrição.

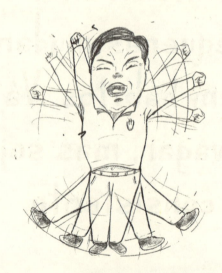

"Seja Keto!"
"Ciclo de carboidratos!"
"Vegan para sempre."
"Paleo é a maioral."

Uma abordagem pessoal e harmoniosa para a nutrição

"Low carb."

"Carnívora."

E daí por diante. Cada um desses estilos tem seus próprios ativistas e apoiadores ávidos, bem como aqueles que criticam veementemente tais pontos de vista. Lembra-se da sociedade polarizada já mencionada? É como se estivéssemos assistindo um reality show intitulado *à batalha da dieta* em forma de luta livre, com todo mundo partindo para cima um do outro: uma batalha de vaidade e desinformação sendo espalhada de maneira mais eficiente que um vírus.

Não me entenda mal, passei boa parte da vida sendo cobaia de dietas. Adotei algumas ou quase todas as dietas mencionadas acima e muitas mais. Desde criança, sempre tive problemas por estar acima do meu peso ideal. Quando criança nem sempre entendia o porquê, mas vira e mexe estava indo a médicos e nutricionistas, e cada vez o direcionamento que me era dado era um. Talvez devido ao dinamismo de novas descobertas na área de alimentação e nutrição ou às diferentes perspectivas dos médicos e nutricionistas, e isso sempre me gerava muita confusão. Muitas vezes, sentia que não era algo moldado especificamente a mim, e sim um guia generalista em que achavam que o que havia funcionado para outros também seria apto para mim e para a minha situação.

Também tenho minha parcela de culpa, pois durante as minhas buscas e estudos no tema, acabava tendo essa mesma perspectiva que mencionei acima por conta própria. Via outras pessoas tendo resultados com algum método ou dieta específica e achava que poderia e deveria ter os mesmos resultados. Apesar de, com o tempo, perceber que as coisas não funcionam bem assim, isso me serviu como lição para entender esse ponto. Não acredito que todos esses testes e tentativas foram em vão, fizeram parte de uma trajetória para eu entender mais sobre mim, meu corpo, meus hábitos, até chegar em algo sustentável e harmonioso no que diz respeito a meus hábitos alimentares. Sempre de mente aberta e buscando novos aprendizados e os introduzindo de modo que façam sentido ao meu momento de vida atual e meus objetivos.

Admito, fiquei muito animado com várias dessas dietas. Entusiasmado a ponto de me tornar insuportável para algumas pessoas. Sendo sincero, fiquei insuportável mesmo. Quem melhor do que nossos amigos e familiares mais próximos para nos fazer perceber isso? Mas é preciso ter clareza e consciência de seus objetivos e fazer pesquisas bastante completas para poder ser firme e apoiar suas opiniões. Em última instância, tudo o que queremos é fazer melhores escolhas. Escolhas que nos deixem alegres e respeitem o próximo e o nosso planeta. Por isso, acredito que inserir uma visão consciente e sincera de como é estar em meu lugar é importante. Todos somos iguais, e todos passaremos por uma fase de descobertas antes de entender o que funciona melhor para nós.

Mas tendo a nutrição como o pilar de maior impacto na qualidade de vida, felicidade e bem-estar e como facilitador para retomarmos o controle da nossa vida com maior consciência, existem algumas conclusões conceituais importantes que trazem clareza e são bastante abrangentes e factíveis. Vamos a elas.

1. Não existe "tamanho único" na nutrição (ou em quase nada).

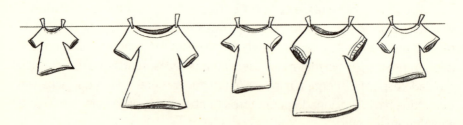

Cada um de nós é único, e nosso corpo tem um jeito próprio de funcionar. Somos compostos por trilhões de células distintas umas das outras. Essas células são constantemente afetadas por decisões que tomamos todos os dias quanto ao nosso estilo de vida, o que, como consequência, afeta o modo como funcionamos. Também temos necessidades e objetivos diversos em diferentes fases da vida. Simplificando: as necessidades dos bebês são diferentes das dos adolescentes, que não são as mesmas das dos adultos e idosos. De modo geral, apesar de haver pontos em comum nas boas escolhas que fazemos em nossa dieta, como optar por alimentos integrais, frutas e vegetais coloridos, proteínas de origem vegetal ou animal (desde que de animais criados no pasto), fibras e gorduras mono e poli-insaturadas, nós evoluímos, e o mesmo acontece com as nossas necessidades. É crucial entender e respeitar isso, tanto ao lidar com os hábitos nutricionais dos outros quanto com os nossos.

A diversidade é essencial para o nosso desenvolvimento contínuo como espécie, permite que nos tornemos esses seres naturalmente incríveis. É o que garante nossa sobrevivência em meio a tantas guerras globais, pandemias, desastres naturais e eventos catastróficos. Parte da nossa evolução só é possível por causa dessas variações e da diversidade da nossa flora intestinal, resultado de hábitos alimentares e ambientes externos, o que possibilita o desenvolvimento de novas bactérias, boas e ruins, que reagem de maneiras específicas a determinados vírus e outros microrganismos. Podemos não testemunhar isso durante a vida, mas é assim que nós e outras espécies evoluímos ao longo do tempo.

2. A mágica acontece na variedade.

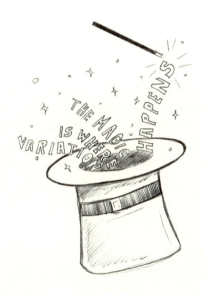

Flexibilidade metabólica é um termo usado há bastante tempo, mas que só ganhou repercussão recentemente, e devemos ser muito gratos pelo aumento de informações e pesquisas a respeito desse assunto. Nossa mente e nosso corpo têm a incrível capacidade de se adaptar de acordo com a forma como os alimentamos, seja por meio de pensamentos, comida ou quase qualquer outra coisa. Portanto, mudanças constantes, adaptação e flexibilidade são fundamentais para obter melhores resultados. Estratégia muito comum em regimes de treinamento esportivo e de musculação – em que são intercalados diferentes métodos de treinamento com foco em objetivos determinados, com vistas a maximizar os resultados. Isso vale também para dietas e estilos de vida.

Não importa se todo mês ou semana você quiser mudar os hábitos alimentares ou o seu treino, nem mesmo importa se você quiser adicionar uns dias de jejum todos os meses ou semanas; é nessa atitude que a magia acontece. Esse é o método que o especialista em jejum Daniel Pompa usa para tratar seus pacientes doentes, e pode ser usado para otimizar a sua dieta para obter melhores resultados, tanto interna quanto externamente. Ao fazer isso, estamos ligando e desligando o corpo entre autofagia e mTOR, que são, respectivamente, dois estados extremos de regeneração celular e estressores metabólicos. Enquanto o mTOR funciona mais como um mecanismo construtor que atinge o ápice de funcionamento quando estamos alimentados, a autofagia pode ser considerada o "Pacman" da limpeza celular: ela elimina as células mortas e inoperantes quando estamos em jejum. Ter essa variedade e a capacidade de ir de um a outro com frequência fará maravilhas pela saúde. Esses estresses herméticos e flexibilidade levarão a uma diversidade de bactérias na flora intestinal e, ainda, a níveis aprimorados de imunidade, redefinindo e otimizando constantemente seu microbioma que, devemos lembrar, está ligado ao cérebro e é a segunda parte com maior rede neural e número de células do organismo.

Pode parecer muito técnico e confuso para alguém que está apenas começando a aventura de recuperar o controle da vida através dos quatro pilares e, mais precisamente, da dieta, mas vale a pena mergulhar fundo no assunto. Só assim será possível ter uma visão completa de todos os benefícios que a dieta cíclica pode trazer, e as várias abordagens que se pode adotar para ajustá-la à rotina e à programação diária.

3. Tudo o que é extremo é negativo.

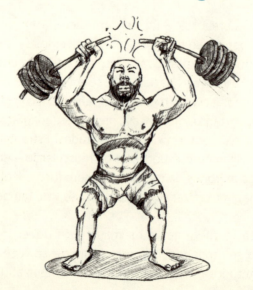

A diversidade é essencial para o nosso desenvolvimento contínuo como espécie, permite que nos tornemos esses seres naturalmente incríveis.

Atente-se ao fato de que essa afirmação parte de uma pessoa extremamente intensa, ou oito ou oitenta, como se diz por aí. Encontrar a harmonia, em vez de o equilíbrio, é a chave para manter o foco e a saúde cerebral satisfatórios. Ser extremo quase sempre leva a algum tipo de reação, muitas vezes indesejada, o que se intensifica ainda mais quando relacionado à comida.

A comida tem um lugar especial no coração de tantas pessoas e é uma verdadeira paixão de bilhões em todo o mundo. Certamente, ela torna qualquer reunião social mais agradável. A acessibilidade e disponibilidade, sem mencionar a conveniência, de poder encomendar quase qualquer coisa imaginável de qualquer lugar do mundo para chegar à sua porta em questão de dias é impressionante. Tudo o que é bom tem seu lado ruim, então aqui estão pontos de atenção: consumo excessivo, ser muito radical em qualquer dieta por muito tempo e ouvir demais a opinião dos outros.

Moderação é fundamental. Como sempre diz o nutricionista brasileiro Dr. Luciano Bruno: "Quem come com moderação está sempre comendo". Então, se você é um *comilão*, lembre-se dessa observação e percorrerá um longo caminho cheio de alegria. Mas é importante chamar a atenção para o consumo excessivo. As pessoas têm consumido em excesso alimentos com poucos nutrientes a fim de ingerir mais dos nutrientes de que precisam. Isso se torna um ciclo vicioso negativo muito problemático, pois é um dos fatores causadores da crise de obesidade que vivemos e que, por si só, elevou, e muito, o número de casos de diabetes, entre outras doenças relacionadas.

Desde a Segunda Guerra Mundial, nosso sistema agrícola tem priorizado a quantidade em vez da qualidade, "crescimento em vez de riqueza fitoquímica", como ensinaria o especialista em criação de gado a pasto, livres dos alimentos transgênicos que a maioria da indústria de proteína animal pratica, Fred Provenza.[36] Nossa comida se tornou insossa e sem sabor, falta a ela a rica variedade de perfis de nutrientes saborosos, o que está diretamente relacionado ao quão nutritivo e saciador o alimento é. Quanto mais nutritiva for a comida, menos precisamos comer, pois o corpo logo receberá a informação de que atendemos ou estamos perto de atender às nossas necessidades. Por outro lado, se continuarmos comendo alimentos ultraprocessados cultivados em solo degradado ou esgotado, produzidos por empresas que priorizam o crescimento e a quantidade em vez da qualidade, resultados financeiros acima

---

[36] MEAT that is good for you and the planet. Vídeo (1h25min12s). Publicado pelo canal Mark Hyman, MD. Disponível em: www.youtube.com/watch?v=m2psHpA3oLk. Acesso em: 19 jul. 2022.

Uma abordagem pessoal e harmoniosa para a nutrição

do bem-estar do público em geral, da densidade de nutrientes, disponibilidade biológica e fitoquímica, estaremos destinados a um caminho perigoso – não apenas para a nossa saúde, mas para o meio ambiente.

Essa abordagem, caracterizada pelo surgimento de monoculturas de OGM e utilização de fertilizantes e pesticidas (que foi inegavelmente importante após a Segunda Guerra Mundial para alimentar uma população crescente em tempos de angústia), agora é arcaica. Foi também durante o período pós-Segunda Guerra Mundial que as práticas de criação de gado mudaram de pastagens para confinamento. Descobrimos agora que essas duas práticas, em conjunto com outras focadas em priorizar a quantidade em vez da qualidade, são as principais responsáveis pelo aumento de muitos marcadores inflamatórios que determinam nossa saúde.

Práticas como essas desencorajam e diminuem a biodiversidade da terra e do solo, é por isso que criar rebanhos livres e alimentados com pastagem é extremamente benéfico para o meio ambiente, pois contorna esse problema.[37] A prática enriquece o solo, o que faz os caules e as raízes das plantas crescerem mais e absorverem uma quantidade maior de CO_2 da atmosfera.

A pecuária é considerada responsável por 5% das emissões do metano global, e as plantações de arroz são responsáveis por 3% delas. O desperdício de alimentos tem surpreendentes 16%. Os números de emissão de metano do gado criado no pasto/campo são inferiores a 5%, pois as emissões de metano dos animais criados dessa maneira (sendo a emissão de metano um dos principais problemas da tradicional criação confinada) também são reduzidas. É um conceito simples: os animais sempre seguem a vegetação verde e depois fertilizam esse mesmo solo com suas fezes biodiversas e ricas em nutrientes, o que não acontece quando o gado confinado está consumindo rações transgênicas criadas para animais confinados, deficientes em minerais e, geralmente, com altas taxas de toxicidade.

Assim, o verdadeiro problema com nossas dietas tem menos a ver com o que estamos comendo e mais com a origem dos alimentos e com as práticas que os agricultores estão utilizando, independentemente de serem grãos, frutas e vegetais ou proteína animal. É indispensável saber como nós, consumidores, podemos impactar essa cadeia alimentar por meio de nossas escolhas cotidianas, pois estamos consumindo em excesso alimentos que nos prejudicam, em vez de consumir uma quantidade menor de opções diversificadas e mais ricas em nutrientes.

---

[37] *Ibidem.*

4. O consumismo regenerativo é o nosso bilhete premiado de responsabilidade.

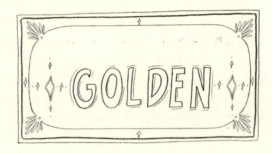

Você já deve ter ouvido falar em agricultura regenerativa; é uma prática agrícola em expansão que tem como prioridade o bem-estar do meio ambiente, diminuindo a erosão e escoamento do solo, melhorando a qualidade da água e removendo carbono da atmosfera para que seja absorvido no solo – tudo isso enquanto produz culturas ricas em nutrientes e promove o enriquecimento do solo e sua diversidade. Parece uma situação em que todos ganham, certo? E, de fato, é.

Bem, o consumismo regenerativo tem a agricultura regenerativa em sua essência, mas é uma abordagem muito mais centrada no consumidor, o que parece alinhado com o que o mundo moderno necessita e que deveria ser cada vez mais valorizado; pessoas estão na vanguarda de todas as decisões. Como acreditamos na mudança que ocorre de baixo para cima, os consumidores devem liderar esse movimento. O que eles demandarem será produzido e distribuído na agricultura. Estamos na base da pirâmide, mas, ao mesmo tempo, nunca tivemos tanto poder. Cito mais uma vez o trabalho do Dr. Mark Hyman: "seu garfo é a ferramenta mais poderosa para transformar sua saúde e mudar o mundo".[38] Devemos gravar essa frase profundamente no pensamento e no coração e viver conforme esse ensinamento. Isso é consumismo regenerativo explicado da forma mais simples e eficaz possível.

---

38 HYMAN, M. Your Fork Is the Most Powerful Tool to Transform Your Health and Change the World. **EcoWatch**, 18 dez. 2019. Disponível em: www.ecowatch.com/dr-mark-hyman-food-2553651650.html#:~:text=Dr.-,Hyman%3A%20%27Your%20Fork%20Is%20the%20Most%20Powerful%20Tool%20to%20Transform,Health%20and%20Change%20the%20World%27&text=Are%20you%20confused%20on%20what%27s,t%20in%20his%20book%20Food. Acesso em: 19 jul. 2022.

Uma abordagem pessoal e harmoniosa para a nutrição

Devemos exigir informações transparentes e rastreáveis sobre a origem dos produtos que compramos e consumimos. Quando possível, podemos optar por produtos locais de pequenos agricultores orgânicos que têm um modelo de negócios altamente replicável, ao contrário dos muitos agronegócios multibilionários que são escaláveis, mas não replicáveis, além de serem muito prejudiciais ao planeta e à nossa saúde.

A chave aqui é a *origem*; saber de onde vem o alimento, perguntar como ele foi plantado e cultivado, por meio de quais práticas, se esses produtores estão promovendo o enriquecimento ou a devastação do solo. Deve ir muito além de qualquer dieta específica. O cuidado e o amor que damos à terra nunca devem ficar aquém do que ela nos proporciona.

Portanto, é crucial nos lembrarmos sempre de que o poder está em nossas mãos enquanto consumidores. Nada se sustenta por conta própria em um supermercado se não for comprado e consumido de modo repetitivo, seja conscientemente ou por meio de impulsos compulsivos criados pelo homem, conforme descrito antes. Basta pensarmos em retrospecto, e todos seremos capazes de apontar algumas mudanças que já ocorreram nos últimos anos. O crescimento do consumo de produtos orgânicos e a redução do consumo de proteína animal e derivados por meio do surgimento de alternativas são apenas dois exemplos. Mudanças exigidas por uma população cada vez maior, mais informada e insatisfeita com o que estava sendo oferecido. Devemos fazer nossa voz ser ouvida, devemos continuar a nos expressar, vislumbrando uma cultura de consumo mais consciente e profundamente alinhada com os valores que gostaríamos de incutir. Afinal, essa é a mudança acontecendo de baixo para cima, de dentro para fora.

5. Torne-se seu próprio investigador de alimentos.

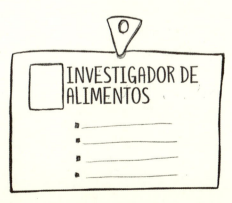

Como mencionado anteriormente, estamos vivendo em tempos de emocionante abundância; o acesso à informação nunca foi tão amplo. O fato de uma criança na África Subsaariana ter acesso ao mesmo grau de informação que o presidente Clinton teve no fim dos anos 1990 é bastante extraordinário. Mas tudo tem dois lados, e essa exposição excessiva à informação, que nem sempre é segura e confiável, nos deixou um pouco céticos. Isso, por si só, é bastante triste, pois deveríamos almejar ter uns com os outros uma relação de confiança, autêntica, ingênua – no bom sentido da palavra –, despreocupada. Porém, esse ceticismo também nos obrigou a trazer à tona nossa natureza investigativa, que deve ser usada para analisarmos o que comemos, determinando as fontes de referência dos alimentos e buscando melhores opções, que sejam deliciosas, nutritivas e saudáveis.

A ativista alimentar Vani Hari, também conhecida como The Food Babe, nos dá um ótimo ponto de partida e nos deixa três perguntas que traçam as diretrizes básicas quanto ao que devemos questionar sempre que lidamos com escolhas alimentares que dizem respeito à transformação da nossa saúde:[39]

1. Quais são os ingredientes?
2. Esses ingredientes são nutritivos?
3. Qual é a origem desses ingredientes?

A prática acabará por se tornar um hábito, assim como ocorre com tudo aquilo a que dispensamos dedicação e propósito; e o ponto principal é sermos capazes de fazer essas perguntas e análises sem esforço, de maneira automática e subconsciente.

Se aprendemos alguma coisa em nossa jornada de busca pela verdade na indústria alimentícia é que essa indústria tem aspirações e intenções fortemente incompatíveis com as dos consumidores e as da sua saúde. Eles estão mais preocupados com seus resultados trimestrais e anuais do que com qualquer outra coisa. O sistema também é bastante falho, e essas empresas têm orçamentos monumentais que permitem que sejam contratados os principais escritórios de advocacia com o objetivo de encontrar brechas para manipular pesquisas de nutrição, propagar notícias falsas a seu favor e usar fraudes de marketing para seduzir os desinformados enquanto influenciam de maneira

---

[39] THE FOOD babe way Vani Hari (health, happiness and organic living). Vídeo (55min22s). Publicado pelo canal Lewis Howes. Disponível em: www.youtube.com/watch?v=jkat6DPw5VQ. Acesso em: 19 jul. 2022.

Uma abordagem pessoal e harmoniosa para a nutrição

antiética a nós e aos nossos filhos para consumirmos seus alimentos em detrimento de nós mesmos e para o benefício financeiro deles. Como mencionado anteriormente, e elucidado pelo Dr. Hyman, o número de anúncios de comidas processadas a que crianças estão sendo expostas, seja na televisão ou nas redes sociais, não para de aumentar. Apenas no Facebook, em 2019, o número de anúncios de comida processada atingiu a marca de mais de 500 bilhões. Isso significa que cerca de onze a doze anúncios desse tipo de alimento agem todos os dias para fazer o cérebro dessas crianças desejar alimentos causadores de doenças. É no mínimo revoltante! Parece um enredo de filme de Hollywood ou uma teoria da conspiração, mas as evidências estão todas lá. A prioridade deles são os resultados financeiros, a satisfação dos acionistas e a manutenção do *status quo* e do poder. Na verdade, o *status quo* e o poder estão mais relacionados aos políticos de lobby mobilizados pela indústria alimentícia. Já cobrimos isso até certo ponto. A comida é um grande monopólio global de cerca de dez grandes conglomerados que dominam mais de 90% das vendas de alimentos.

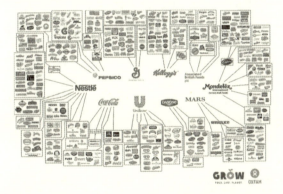

Fonte: TAYLOR (2016).

Essas marcas famosas de chocolates, biscoitos, doces e produtos enriquecidos com glúten são todas da mesma "gangue" ou, como mencionado, *máfia dos alimentos*. Todos gostaríamos de não ter de nos tornar "investigadores de alimentos", mas esse é o resultado e a reação necessária devido ao longo período de informações enganosas, contraditórias e errôneas que nos foram fornecidas.

Saber ler um rótulo pode parecer uma habilidade corriqueira, mas para isso é preciso muito mais do que apenas saber ler. Existem alguns pontos importantes que devemos observar:

- Não acredite na parte da frente da embalagem. Vá além das fotos e afirmações e analise a parte de trás, onde encontrará a lista de ingredientes e informações nutricionais. Lembre-se: essas belas fotos e afirmações enganosas do marketing são baseadas em brechas de regulamentação e legislação e estão ali para fazer de você um viciado em alimentos processados.
- Os ingredientes estão listados em ordem de volume, e não de proeminência ou concentração nutricional. Assim, o primeiro ingrediente da lista é o mais abundante. Se os primeiros ingredientes incluem açúcar, xarope de milho rico em frutose, óleos vegetais hidrogenados, corantes alimentícios (por exemplo, Red 30) ou farinha de trigo enriquecida, só para citar alguns, é preciso tomar cuidado. Na verdade, tome cuidado se eles estiverem na lista, a menos que você não tenha problemas em comer ou alimentar seus filhos com corante alimentar à base de petroquímicos e corpos de insetos moídos, por exemplo.
- Existem aditivos ou conservantes alimentares? Pergunte a si mesmo por que você acha que eles são usados e se são de fato necessários. Lembre-se, eles geralmente são colocados em produtos alimentícios, não para o nosso benefício, mas para nosso prejuízo, a fim de tornar a comida viciante. Os conservantes são usados para prolongar a vida útil do produto, possibilitando que essas empresas possam aumentar a produção e reduzir os custos. Dessa maneira, elas ganham mais tempo para vender esses produtos vazios de nutrientes sem arriscar sofrer perdas. O conceito não parece muito prejudicial, mas os métodos e ingredientes usados são bastante questionáveis, para dizer pouco. E não parece o oposto do que os agricultores orgânicos passam? Pequenos lotes, produtos locais escolhidos a dedo, ricos em nutrientes, produtos de um único ingrediente.
- O que nos leva a saber como procurar alternativas naturais, naturais de verdade, e saudáveis a esses ingredientes indesejados que estão sendo usados em grande quantidade pelos inomináveis conglomerados dessa indústria. Se você perceber que estes são ingredientes vazios de nutrientes, ou ingredientes que não têm propriedades funcionais, opte por não comprar. Lembre-se, por "natural", quero dizer que vem da natureza. Pesquise em sua mente, caso seja possível, para analisar o ingrediente que está causando dúvidas. É possível voltar no tempo até encontrá-lo na natureza? Talvez haja alguma técnica de extração artificial no meio, mas, em essência, as matérias-primas devem poder

- ser rastreadas até suas origens, que devem estar fortemente vinculadas à natureza.
- Basicamente, tente ficar longe de ingredientes que são permitidos em alimentos processados – conservantes, adoçantes artificiais, espessantes, estabilizantes, emulsificantes – e que *não* foram desenvolvidos para o nosso benefício, e sim, para gerar bons resultados para a indústria alimentícia. Há raras exceções, mas são tão raras que, ao aderir a essa forma de pensar, pressentir e analisar, só temos a ganhar.
- Simplifique! Na dúvida, simplifique. Escolha produtos de ingredientes únicos que vêm da natureza. Se, ao ler uma embalagem, algo não fizer sentido ou soar absurdo demais, provavelmente é porque é de fato absurdo. Portanto, não consuma. Ao não consumir esses produtos, você cria um efeito cascata em toda a indústria. Nenhuma empresa pode sustentar algo no mercado por muito tempo se os consumidores não o comprarem e não o consumirem. Na dúvida, opte sempre por alimentos saudáveis em vez de processados ou ultraprocessados, que são aqueles que aparecem em maior número.
- Qualidade é mais importante que quantidade. Também abordamos isso antes, mas é importante conectar essa máxima ao consumo de calorias. Há termos de marketing amplamente utilizados pela indústria alimentícia e que surgiram para nos enganar, como *diet*, *light* e *saudável*. É importante saber de onde vêm suas calorias, a menos que você acredite que as calorias das batatas fritas são iguais às de uma maçã, cenoura ou tigela de açaí. Ainda que seja importante nos preocuparmos com a qualidade, essas empresas e seus anúncios de mídia manipulados querem nos levar a acreditar que precisamos comer mais alimentos menos nutritivos. Mais uma vez, vemos o uso excessivo de pesticidas, produtos químicos, fertilizantes, antibióticos, hormônios de crescimento e outros ditos "ingredientes" para aumentar a quantidade em vez da qualidade, o que gera aumento na lucratividade. E não é que essas empresas não saibam o que estão fazendo, o que só torna as coisas ainda mais desconcertantes.

Então, o que *devemos* procurar em produtos alimentícios, rótulos e afins?

- Alimentos saudáveis de um único ingrediente são um bom começo.
- Produtos orgânicos. Orgânico geralmente significa que o produto não é OGM, pois este é um dos pré-requisitos dos órgãos certificadores.

Manifesto da felicidade

- Alternativas sem glúten e sem laticínios sempre que possível ou, se você não puder ficar sem laticínios, opte por produtos originados de animais ruminantes criados livres no pasto e não alimentados com ração transgênica, como ocorre com os animais de confinamento.
- A pastagem, e selos internacionais como *Certified Humane* e *Animal Welfare Approved* são bases sólidas para um hábito alimentar com proteína animal ético e saudável.
- Superalimentos e ingredientes funcionais que realmente têm algo valioso para adicionar à nossa saúde e nos dão uma vantagem extrapositiva, como abacates, frutas vermelhas, adaptógenos, nootrópicos, prebióticos, probióticos, vitaminas e minerais essenciais, só para citar alguns.

A beleza está no fator curiosidade. Quando começamos a ter curiosidade pelo que comemos e somos mais respeitosos com tudo o que o ato abarca, naturalmente começamos a abrir portas e aprender mais sobre esse mundo. Assim, quanto mais aprendemos, mais céticos nos tornamos para consumir ou deixar aqueles que amamos consumirem alimentos ultraprocessados, inflamatórios e pobres em nutrientes. Gostemos ou não, apesar da desinformação do marketing e da falta de educação nutricional, temos pelo menos um pequeno pressentimento de que esses alimentos não devem ser consumidos ou oferecidos aos nossos entes queridos. Começamos a confiar em nossa intuição e deixamos que ela nos guie nessas escolhas, nos conscientizando do que preparamos para comer e quais os efeitos que esse alimento tem em nossa saúde. Ninguém é perfeito, e certamente haverá recaídas. Mas se nos lembrarmos do principal motivo e propósito por trás de não ceder a esses alimentos viciantes, com certeza embarcaremos em uma viagem só de ida. E quando você tiver um revés, esteja ciente disso. Seja responsável até certo ponto, e lembre-se também de que esses alimentos são desenvolvidos para serem viciantes. Portanto, antes de pegar aquele único biscoito, lembre-se de que esse um pode se transformar rapidamente no pacote todo; e é aí que tudo pode sair do controle.

Da próxima vez em que você for a um restaurante, pergunte onde eles compram a comida. Como e em que tipo de óleos eles a cozinham? Use esse poder investigativo com sabedoria, de modo a inspirar outras pessoas do seu convívio social a questionar os próprios hábitos alimentares e os lugares que frequentam. Ninguém gosta de ser enganado. Ninguém gosta de saber que está comendo alimentos terríveis, insalubres e destrutivos que o transformará em um viciado em ultraprocessados. Ninguém gosta de ser manipulado. Então, vamos ficar mais atentos.

Uma abordagem pessoal e harmoniosa para a nutrição

As imagens criadas por essas empresas de alimentos prejudiciais à saúde e as histórias por elas contadas parecem lindas, até começarmos a adoecer. Ainda que, devido às brechas procuradas pelas equipes jurídicas dessas empresas, a prática não seja ilegal, é no mínimo repugnante do ponto de vista ético, e moralmente inaceitável. Devemos parar de apoiar esses negócios para o nosso bem maior.

Como Vani conclui em seu livro revelador e de leitura obrigatória, *Feeding You Lies: How to Unravel the Food Industry's Playbook and Reclaim Your Health*, "Todos queremos comer alimentos que nos façam sentir bem. Às vezes, só precisamos ser lembrados de que podemos: basta ler os ingredientes e investigar o que realmente há em todos esses itens embalados e processados. Porque é hora de *pararmos de deixar nossas decisões alimentares nas mãos da indústria alimentícia*. É hora de parar de se sentir horrível. É hora de parar de ficar doente e ganhar peso. É hora de *retomar o controle de nosso suprimento de alimentos*, tirando-o do alcance dessas empresas *que só querem nosso dinheiro e não se importam com a saúde*" (grifos nossos).[40]

***

Diferentes modelos e diretrizes alimentares devem ser estudados e promovidos, mas a palavra-chave aqui é cíclico. A magia está na variedade. A origem é fundamental. E se você é um amante de comida como eu, a moderação é crucial. Se comermos moderadamente, estaremos sempre comendo e continuaremos alimentando a nós mesmos, nosso metabolismo e nosso cérebro com novas informações, novos métodos, experimentando e rastreando nossos resultados. É assim que podemos continuar progredindo. Além de ser necessário trabalhar músculos e cérebro para mantê-los fortes, saudáveis e no auge, precisamos fazer o mesmo para o nosso microbioma e metabolismo, e praticamente qualquer outra coisa que valorizamos e que consideramos digno de ser cuidado.

---

[40] HARI, V. **Feeding you lies**: how to unravel the food industry's playbook and reclaim your health. Carlsbad: Hay House Inc., 2019, p. 204.

Aprendizados:

1. Não existe um "tamanho único" na nutrição (nem para quase nada). Lembre-se: grande parte da nossa beleza está na nossa originalidade e singularidade.
2. A mágica acontece na variedade.
3. Tudo o que é extremo é negativo. Cuidado com o consumo excessivo.
4. O consumismo regenerativo é o nosso bilhete dourado de responsabilidade.
5. Torne-se seu próprio investigador de alimentos.

A comida tem um lugar especial no coração de tantas pessoas e é uma verdadeira paixão de bilhões em todo o mundo.

capítulo 11

Despertar o estado de flow através do exercício e do movimento

Nossa história e nosso desenvolvimento como espécie, e posteriormente como sociedade, sempre evoluiu através dos avanços feitos nos movimentos naturais do nosso corpo. Até alguns séculos atrás – e, em alguns lugares, esse ainda é o caso –, o deslocamento foi fundamental para nossa sobrevivência na história. Era o que possibilitava caçar e encontrar comida, e evitar ser caçado. As funções corporais se adaptam repetidamente às necessidades e aos ambientes do momento, o que nos permitiu ser mais fortes, mais rápidos, mais resistentes, duráveis ou discretos, dependendo do tempo e da época e de nossas necessidades primárias.

Em seu popular livro *Flow: a psicologia do alto desempenho e da felicidade*, bem como em suas palestras no TED, o Dr. Mihaly Csikszentmihalyi descreve como alcançar a felicidade através do estado de *flow*, ou fluxo, em português: "A felicidade é um estado interno, e *não* externo" e "os níveis de felicidade podem ser alterados ao *introduzir o fluxo*" (grifo nosso), que é quando conseguimos expressar nosso pico de criatividade, produtividade e felicidade em um estado espontâneo conhecido como "em alfa", onde nosso desempenho se sobressai.[41] Parece um estado bastante desejável para se estar, certo?

---

[41] CSIKSZENTMIHALYI, M. **Flow**: a psicologia do alto desempenho e da felicidade. São Paulo: Objetiva, 2020.

As 8 características do flow:

- ☑ Concentração total na tarefa;
- ☑ Clareza de objetivos e recompensas em mente e feedback imediato;
- ☑ Transformar o tempo (acelerar/desacelerar);
- ☑ A experiência é intrinsecamente recompensadora;
- ☑ Espontaneidade e facilidade;
- ☑ Equilíbrio entre desafios e habilidades;
- ☑ Ações e conscientização se fundem, fazendo a ruminação mental desaparecer;
- ☑ Sensação de total controle na tarefa

Antigamente, esse estado de flow servia para nos integrar da melhor maneira possível com a natureza e com os animais, o que era necessário para se alimentar e estar alerta o suficiente para não ser colocado em risco por outros predadores. Avançando para os tempos modernos, o movimento se converteu de uma situação de vida ou morte – na qual o sistema nervoso simpático reage às ameaças percebidas e nos torna totalmente intensos e reativos –, para situações mais relacionadas ao crescimento e desenvolvimento e a necessidade de ativar o sistema nervoso parassimpático, que é a parte do sistema nervoso relacionada ao descanso e à calma. A reação de luta ou fuga foi trocada por outros instintos de sobrevivência mais discricionários e, agora, estão focados na qualidade de vida. Ou, pelo menos, deveriam estar.

Esse é um dos ajustes mais profundos a serem feitos na nossa própria consciência. Hoje em dia, nem todas as ameaças que vemos são situações de vida ou morte e, portanto, não deveríamos reagir de maneira tão impulsiva e reativa, uma vez que há ameaças de todas as magnitudes, apesar de nosso instinto primitivo às vezes nos dizer o contrário. Quando percebemos que estamos nesse estado reativo, se conseguirmos perceber o fato e perceber que nossas reações são exageradas para o que a situação de fato exige, estaremos em uma boa posição para remediá-la.

Não precisamos mais esperar ou nos preparar para sermos perseguidos por leões e lobos nem nos escondermos de ursos e outros predadores mortais. Ao menos a maioria de nós não precisa, pois esses encontros se tornaram mais raros. Agora, devemos fugir de doenças crônicas: os quatro assassinos mortais e outras doenças e comorbidades letais causadas pelo estilo de vida.

Devemos nos esconder do medo, da vergonha e do arrependimento. Ou, pelo menos, essas são as mensagens em que devemos acreditar.

Tendo passado tantos anos sob o regime da reação de luta ou fuga, acabamos, por instinto, trazendo essa precaução para o mundo moderno. Essa reação pode se acumular ao longo do tempo e levar a dores crônicas que, consequentemente, podem se tornar doenças crônicas. É aqui que o exercício e o movimento diário constante podem fazer maravilhas para regular nossas funções corporais, seja física ou emocionalmente.

O exercício e a desintoxicação do suor ajudam a liberar toxinas e metais pesados armazenados em nosso corpo. É inegável que vivemos em um mundo superpoluído, e certamente temos ingerido diversas toxinas e metais pesados ao longo do dia, por mais cuidadosos que sejamos. Além disso, o exercício causa um bem-estar natural. *Natural* é a palavra-chave. Não estamos recorrendo a álcool, drogas, analgésicos nem a qualquer outro fator externo ou substância tóxica que nossa sociedade criou para remediar nossas dores e sintetizar nossas maravilhas.

É uma função puramente corporal que produz toda essa serotonina e dopamina, o que nos deixa no mínimo entusiasmados. São esses estopins de recompensa e prazer, serotonina e dopamina, respectivamente, que desejamos ativar com a maior frequência possível e de modo natural. Eles são, é evidente, fortes precursores do estado de *flow* mencionado acima, que se provou um excelente mecanismo para fazermos o nosso melhor e da maneira mais fácil.

Pense em quando um atleta está tendo "um dia bom" e parece que nada pode dar errado: nenhum arremesso pode ser perdido, nenhum passe sai equivocado, nenhum oponente pode se esquivar de um soco. Isso é confiança na competência. O que, misturado com o aspecto fisiológico de estar em movimento, aumenta a dopamina, as endorfinas e a serotonina que, então, nos elevam a esse estado de *flow*. Esses bons sentimentos também podem ser desencadeados de outras maneiras, mas o exercício é o que tem o melhor ROI (Retorno sobre Investimento).

Exercício e movimento também são dos poucos exemplos que vêm à mente em que homens e mulheres são capazes de realizar várias tarefas ao mesmo tempo. É importante mencionar que foi provado que fazer várias coisas ao mesmo tempo de maneira consciente é, no mínimo, uma tarefa difícil e exaustiva, até mesmo impossível. Aqueles que se orgulham de fazer muitas coisas ao mesmo tempo em geral estão, na verdade, mudando de uma tarefa para outra, o que pode ser altamente prejudicial à concentração e ao consumo de energia. Quando mudamos foco e energia de uma tarefa para outra com frequência, o cérebro paga o preço.

Despertar o estado de *flow* através do exercício e do movimento

É provável que, ao fazermos duas tarefas ao mesmo tempo, estamos conscientemente fazendo uma enquanto inconscientemente fazemos outra – no piloto automático, porque nosso corpo consegue fazer de maneira mecânica mais de uma tarefa ao mesmo tempo. Lembre-se disso quando estiver avidamente consumindo conteúdo em seus dispositivos móveis ou em qualquer outra tela enquanto lê os próximos capítulos.

Mas, nos esportes, há a possibilidade de trabalharmos em várias pequenas tarefas ao mesmo tempo: coordenação, habilidades motoras, respiração e tempo, só para citar algumas. Este talvez seja o único momento em que executar algo no piloto automático, devido às inúmeras repetições feitas de modo consciente, nos permite atingir o estado de *flow* desejado. E quando reparamos, temos a sensação de que não sabemos o que acabou de acontecer. É como se houvesse pouca lembrança de como esse feito incrível ou estado de *flow* foi alcançado, até que paramos, e refletimos, refazendo o processo passo a passo.

Fazendo novamente uma analogia com esportes, quando atletas profissionais de altíssimo nível respondem a perguntas sobre seu desempenho em eventos esportivos dignos de entrar para os anais da história, dão a entender que seu estado de *flow*, o que chamamos de "pegar fogo", quando nada consegue pará-lo, era inextinguível. Às vezes, é até difícil para eles explicarem, especialmente se for uma entrevista pós-jogo, em que tiveram pouco tempo para refletir sobre o que aconteceu. Esse é o único tipo de excelência subconsciente que queremos almejar. A beleza nesses momentos é eterna.

Além de atingir esse estado de *flow* de modo natural, devemos sempre procurar fazer nossas atividades de maneira consciente, com intenção definida e atenção específica a elas. Certamente, existem outros modos de alcançar tal estado em várias áreas da vida, mas o exercício e o movimento com certeza estão entre os principais. Projete um ambiente que gere positividade e boa energia e terá uma receita para preparar algo incrível.

Tudo isso ativa inconscientemente nossos órgãos para otimizar e sincronizar o desempenho. O cérebro se alimenta de novidades. A neuroplasticidade é fundamental para o desenvolvimento e crescimento constantes, e diferentes regimes e técnicas de treinamento são sempre bem-vindos. Você acha que não há razão para crianças serem incentivadas a praticar esportes, atividades ao ar livre e atividades em grupo? Além de ensinar a elas a socializar, também ensinam sobre extremos, sobre o próprio corpo e seus limites e como ultrapassá-los ou aceitar o que conseguem alcançar.

Como ocorre com tudo na vida, nossa singularidade enquanto seres humanos que têm instrumentos distintos no corpo e objetivos diferentes faz a abordagem "sem tamanho único" ser extremamente válida nessa arena. Flexibilidade metabólica, produção de energia celular, níveis controlados de açúcar no sangue, síntese de proteínas e produção de cetona são apenas alguns dos principais benefícios que o exercício e o movimento trazem. E isso independentemente da condição física ou do estado de espírito em que você se encontra, pois com certeza trará alegria e gratidão pela vida. Acrescente a isso ter seu grupo de amigos para fazer exercícios e socializar, estar na natureza e sob a luz do sol, e terá um grande impulsionador da felicidade que, acredite ou não, é totalmente gratuito. É isso mesmo. Encontrar algum local perto da natureza, convidar alguns amigos para participar e fazer um ótimo treino ou caminhar ao sol é gratuito e disponível, basta se comprometer. Não tem como ficar melhor ou mais simples do que isso, não é?

E adivinha? Sentir-se bem é altamente viciante. Não que você precisasse ouvir isso para saber. Não é à toa que os campeões mundiais têm esse impulso incessante. Eles provaram a felicidade e entraram no estado de *flow* inúmeras vezes praticando sua atividade favorita. Agora querem mais. Por que não? Você faria algo que ama repetidas vezes somente por amor? E se lhe dissessem que isso só aumenta a felicidade, a criatividade e a produtividade? Caramba, eu estaria nas nuvens! Como acrescenta a Dra. Molly Maloof, "o exercício pode ser a única coisa que mais contribui para a nossa saúde e garante uma vida mais longa e saudável".[42] Bum!

Benefícios do movimento e do exercício

1. faz você se sentir mais feliz;
2. auxilia na perda de peso;
3. faz bem para músculos e ossos;
4. aumenta seus níveis de energia;
5. reduz o risco de doenças crônicas;
6. ajuda na saúde da pele;
7. ajuda com a saúde cerebral e a memória;
8. ajuda a relaxar e dormir melhor;
9. reduz a dor;
10. melhora da vida sexual.

---

[42] THE HUMAN upgrade with Dave Asprey. Blood sugar is the power energy in your video game life #706. Entrevistador: Dave Asprey. Entrevistada: Molly Maloof. [S.I.]: Bulletproof Radio. *Podcast*. Disponível em: https://daveasprey.com/molly-maloof-706/. Acesso em: 19 jul. 2022.

Sentir-se bem é altamente viciante.

O exercício é provavelmente a segunda grande modificação em termos de estilo de vida que a maioria das pessoas tenta adicionar após a dieta. Mas, assim como qualquer outra prática que decidimos implementar na vida, o exercício e o movimento devem ser implementados com paciência e tolerância com o corpo e com a intenção e a mentalidade corretas. É comum que as pessoas comecem a fazer alterações na dieta e, quando começam a ver mudanças positivas, ficam inspiradas a seguir com outra coisa. Adicionar outro desafio para poder ver os resultados crescerem exponencialmente e em menos tempo. Entretanto, devemos estar cientes de que o exercício pode ser algo que também praticamos não apenas pela transformação física, como mencionado anteriormente, e também por pura felicidade e alegria, por todos os benefícios que traz ao nosso bem-estar, humor e temperamento, todas as coisas que acabam tendo um efeito retumbante a longo prazo na personalidade e no caráter.

Além de encontrar uma atividade que nos convém e que possamos continuar a praticar, também devemos encontrar algo que de fato gostamos de fazer e que não pareça uma obrigação. E assim como mencionamos ao longo de todo o livro, as coisas levam tempo e são graduais. Para alguém que nunca foi acostumado a fazer qualquer tipo de atividade física, pode levar mais tempo e serem necessárias algumas tentativas para descobrir a preferida. Para outros, pode ser amor à primeira vista. As probabilidades são de que gostaremos de praticamente qualquer atividade, pois todas elas liberam endorfinas, serotonina e dopamina, mas pode ser uma ideia brilhante continuar tentando coisas novas até encontrarmos um hobby que nos motive ao movimento.

Além disso, é essencial não vincular tão intensamente o prazer que obtemos com a atividade aos resultados físicos que esperamos obter ao praticá-la. É mais provável que os resultados físicos ocorram de maneira natural devido à consistência e disciplina, mas se ligarmos essas duas atitudes e alcançarmos a felicidade apenas pelos resultados e não pela prática em si, perderemos metade da diversão e positividade que o exercício e o movimento podem trazer para a vida. Além disso, provavelmente será insustentável porque a motivação diminui, conforme será visto nos próximos capítulos.

Eu mesmo sofri com essa questão por muito tempo até entender de verdade essa perspectiva essencial. Quando criança, sofria com o excesso de peso, e meu estímulo logo mudou de gostar de jogar futebol e esportes coletivos com amigos para levantar pesos, fazer aulas de boxe e outros esportes individuais por acreditar que poderia acelerar os resultados. Perder um único dia de treino era inaceitável. Meu peso estabilizar por uma ou duas semanas era ainda pior. E com esse pensamento, acabei praticando atividades físicas sozinho e, por isso, fazendo menos progresso do que se tivesse continuado a praticar esportes coletivos.

Repito: não existe uma solução única para todos, mas a lição aqui é ser tolerante consigo e tentar envolver a *galera*, o grupo de amigos com gostos e paixões por exercícios semelhantes, em nossa rotina. Precisamos parar de exigir tanto de nós mesmos e viver o momento, talvez com menos intensidade e mais alegria. Nosso corpo certamente ouve essas respostas e mecanismos e reage de maneira mais positiva.

Quando você parar de se pesar todas as manhãs, de se olhar no espelho após cada treino ou de ficar angustiado com os aplicativos de rastreamento de exercícios mostrando que não teve o melhor desempenho, provavelmente encontrará um meio-termo e poderá criar uma prática sustentável de exercícios motivadora e entusiasmante, que o mantenha em paz com sua mente e seu espírito. Quando isso acontece, a atividade deixa de ser trabalhosa e se torna puro prazer, e você vai perceber com descontração suas maiores e mais desejadas transformações.

Por que achamos que todo mundo está preocupado e interessado se nos sairemos bem ou não no nosso primeiro dia de aula de ioga? Se seremos fantásticos ou descoordenados no primeiro dia de aula de dança ou na primeira vez pintando? Ninguém além de nós mesmos está nos criticando, e essa é uma prática extremamente egocêntrica. Muitos são culpados por esse estado de espírito. É bem mais provável que essas pessoas estejam preocupadas com o próprio desempenho do que reparando no desempenho dos outros. No entanto, nossa mente continua criando essa zona comparativa de medo e vergonha, o que provavelmente pode levar à inércia. Sim, somos uma espécie competitiva, mas da próxima vez em que você se sentir envergonhado ou com medo de tentar algo novo em uma atividade em grupo, lembre-se: todo mundo já esteve no seu lugar e foi um novato antes de se tornar especialista. E as pessoas têm mais com o que se preocupar do que com o desempenho de alguém próximo a elas em uma determinada atividade ou hobby.

É libertador abrir-se e aprender uma nova atividade quando percebemos que superamos o medo e a vergonha e estamos menos preocupados com nossa excelência e nosso desempenho. Então, podemos começar a dar valor ao ato real com o qual estamos nos comprometendo. Muitos têm o desejo ou são tentados a aprender algo novo, mas se contêm com as limitações que impõem a si mesmos. Devemos lembrar que nem sempre estamos competindo com a pessoa ao nosso lado. Não precisamos ser prolíficos em múltiplas áreas de esportes ou atividades físicas. O simples fato de sempre tentar aprender algo novo e ser melhor do que foi ontem já é bastante gratificante. Na verdade, é mais gratificante do que ter mentalidade competitiva. E, assim, também é preciso parar de se criticar excessivamente ou criar essas barreiras psicológicas que acabam se convertendo em barreiras físicas. Na maioria dos casos, é apenas a mente nos pregando peças.

No fim das contas, é questão de criar disciplina, encontrar sua paixão, ouvir o corpo e ser capaz de ultrapassar os limites todos os dias. Não importa se seus limites são altos ou baixos, continue avançando com pequenos passos diários. Esforce-se mais do que ontem. Faça sempre um esforço um pouco maior por um pouco mais de tempo. Ouça ativamente o que seu corpo está lhe dizendo. E experimente coisas novas de tempos em tempos. O cérebro e o corpo se alimentam de novidades: novos esportes, novos métodos de treinamento, novos amigos para passear no parque em diferentes momentos do dia. Busque uma nova rotina, uma nova forma de fazer as coisas ou de treinar sua mão ou pé fracos. Os níveis de entretenimento, assim como os níveis de desenvolvimento e crescimento, vão subir com essas mudanças sutis que continuamos instilando no cérebro e no corpo. Continue se esforçando! E quando chegar a hora, ouça seu corpo e dê a ele o descanso e a recuperação necessários.

Despertar o estado de *flow* através do exercício e do movimento

 Aprendizados:

1. Não precisamos mais viver em modo reativo: luta ou fuga, vida ou morte. Existem ameaças de todas as magnitudes, e devemos nos ajustar e reagir a cada situação de acordo com o que ela de fato exige. Estar ciente disso em nosso dia a dia é crucial para não exigir demais, e desnecessariamente, do corpo e da mente.
2. O exercício ajuda a acalmar o sistema nervoso e a desintoxicar o corpo, além de nos fazer sentir naturalmente bem, porque produz dopamina e serotonina, os mecanismos de recompensa e prazer. Quem não gostaria de mais disso? E, assim como o sono, pode ser totalmente gratuito!
3. Para alcançar nosso estado de *flow*, devemos nos permitir aprender coisas novas de modo consciente até estarmos aptos para criar subconscientemente momentos e experiências memoráveis e felizes que seremos capazes de guardar por toda a vida.

capítulo 12

Sono, o remédio dos deuses

Vivemos em uma sociedade freneticamente competitiva e de ritmo bastante acelerado.

A essa altura, essa informação já deve ser do conhecimento de todos. E, ao que tudo indica, as coisas só vão acelerar mais de agora em diante, já que humanos e tecnologia unem forças para progredir mais rápido do que nunca. Nosso instinto primitivo de competitividade e sobrevivência nos faz correr atrás de ideias inovadoras, de startups revolucionárias, do próximo unicórnio. Nunca estivemos tão conectados, em todos os sentidos da palavra, e com menos sucesso em harmonizar a vida profissional, pessoal e amorosa. É inevitável que isso nos afete emocional, psicológica, fisiológica e socialmente. Nunca houve tantas pessoas indo a hospitais com autodiagnósticos, para receber do médico diagnósticos de *sobrecarregado*, *burnout* ou *estresse*. Além disso, quando teríamos imaginado que, em uma instituição de ensino de tanto prestígio quanto a Yale, o componente curricular mais procurado entre os alunos nas áreas de ciências sociais, biológicas e biomédicas, engenharia e matemática, para citar algumas, seria "A Ciência do Bem-Estar", um curso sobre felicidade. O que incentivou a professora Laurie Santos a criar a disciplina foi a quantidade significativa de estudantes sofrendo de depressão e ansiedade.

Esses são os assassinos modernos, e eles chegam disfarçados. São sentidos em pequenas ondas até que se tornem incontroláveis. Chamamos vírus mortais de "ameaças invisíveis", mas, para ser honesto, *essa* ameaça invisível é muito mais mortal e devastadora se considerarmos como ela continua nos mastigando e corroendo pouco a pouco, permanecendo ilesa e despercebida até que seja tarde demais.

Consequentemente, a eficiência caiu e continuará diminuindo à medida que nos esgotamos sem saber. Existem vários fatores causais relevantes para

Sono, o remédio dos deuses

esta discussão, e serão abordados em uma etapa posterior; por enquanto, vamos nos concentrar nos fatores que podemos controlar, o que é, por si só, uma grande lição e um dos pontos mais profundos e cruciais abordados aqui. Algo que deveríamos ponderar e nos esforçar para alcançar.

É aí que entra o sono. Amplamente negligenciado, apenas há pouco tempo sua importância foi reconhecida. A sobrecarga e a necessidade de se provar para os pais, filhos, colegas, comunidades e para a sociedade nos levaram ao esgotamento. As pessoas costumavam se orgulhar ao dizer que dormiam pouco. Quanto menos dormiam, mais comprometidos e disciplinados eram no trabalho e, por algum motivo, isso parecia sinônimo de sucesso. Dormir três, quatro ou cinco horas costumava ser a norma. Descanso e recuperação costumavam ser sinais de fraqueza. Deixamos que fatores externos influenciassem nosso estado de ser e espírito e nos causassem medo de perder algo importante ou de sermos vistos como os únicos medíocres no trabalho.

==As coisas mudaram desde então. As capacidades ímpares do corpo e do cérebro para o descanso e para a recuperação durante o sono nunca foram tão essenciais para contrabalancear o esgotamento que agora conhecemos com maior intensidade e que tanto tememos.== Recebemos todos os dias excesso de informações sobre como devemos ser, o que devemos fazer, como devemos reagir, quando devemos fazer isso, quando devemos fazer aquilo, e a mente trabalha de maneira deliberada com mais de 60 mil pensamentos por dia. Esperamos simplesmente poder nos ligar e desligar, começando tudo de novo no dia seguinte, recuperando-nos o mínimo possível? Um notebook, um centro de processamento de dados ou qualquer outro dispositivo eletrônico pode funcionar 24 horas por dia, 7 dias por semana, o ano todo, sem interrupção? Sem sistema de resfriamento? Eles não se esgotariam e travariam se tal funcionamento e desempenho anormais fossem exigidos deles? Novamente, o corpo, o cérebro e todos os trilhões de células que os compõem não são diferentes. Precisamos desse tempo de recuperação para reabastecer as mitocôndrias (organismos produtores de energia).

Além disso, um sono adequado e de boa qualidade desempenha o papel de eliminar as toxinas acumuladas ao longo do dia. Mais importante, elimina o acúmulo de placas de beta-amiloide, que estão fortemente correlacionadas ao envelhecimento e à doença de Alzheimer. Conforme a Dra. Jean Kim, da Universidade George Washington, há atualmente fortes evidências de que a privação de sono está ligada "a uma série de distúrbios mentais e físicos, incluindo aumento da depressão, irritabilidade, impulsividade, doenças cardiovasculares e muito mais".[43] Mas, apesar de concordar com os resultados da pesquisa que a Dra. Kim desenvolveu ao longo de muitos anos, transtornos mentais e físicos parecem um termo muito negativo. Portanto, embora concordemos com a pesquisa, devemos tratá-las como irregularidades cerebrais e de saúde física para que não adquiram uma conotação tão negativa. Em suma, a privação do sono e o sono de má qualidade estão associados a uma vida mais curta e também a algumas doenças autoimunes.

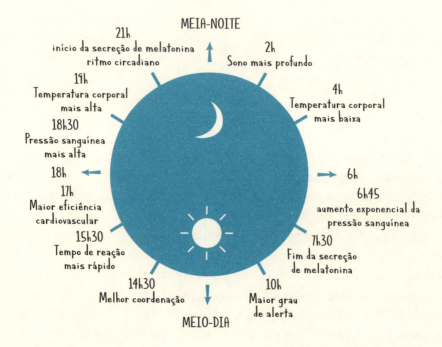

Para obter um panorama completo, é importante entender os ciclos do sono e o ritmo circadiano. O sono funciona em ciclos que duram em média noventa minutos, começando com o estado de vigília, passando para o sono leve, o sono profundo e, por último, o sono REM. A cada hora e meia, esse ciclo tende, ou deveria tender, a recomeçar e continuar até que estejamos acordados ou tenhamos alguma interrupção durante a noite, seja devido à necessidade de ir ao banheiro, a parceira ou ao parceiro se mexer na cama, aos filhos acordarem ou à termos esquecido a televisão ligada, por exemplo.

É importante notar que o que acreditamos ser o estado de sono em comparação ao que a mente, a consciência e o corpo veem como um estado

---
[43] ASPREY, D. op. cit.

de sono repousante são bem diferentes. O melhor exemplo que vem à mente é quando consumimos álcool. Quem nunca passou pela experiência de beber alguns drinques a mais com amigos ou familiares, apenas para chegar à cama e literalmente "desmaiar" sem nenhuma lembrança definida de sua latência (quanto tempo levou) para adormecer? E, além de estar desidratado, consideramos isso uma boa noite de sono. Às vezes, podemos até considerar que o álcool curou ou ajudou na insônia ou na dificuldade de adormecer, quando, na verdade, apesar de ter adormecido mais rápido, com certeza não tivemos o sono que desejamos todos os dias para funcionar no nosso melhor. Os ciclos de sono tornam-se erráticos e, assim, acabamos não recuperando nem reabastecendo o sistema como deveríamos.

Quando cuidamos do sono e mantemos uma rotina, indo deitar-se em horários regulares, os ciclos do sono funcionam de modo mais suave, o que significa que acordamos menos vezes durante a noite, de modo consciente ou não, e os níveis de sono profundo e sono REM são bastante satisfatórios, com tempo total somado de 1,5 a 2 horas. Quanto à disposição, vemos que, apesar de a frequência cardíaca se estabilizar muito perto da hora de acordar, ela chegou a 37 bpm, e a variabilidade, que é uma das métricas mais importantes para medir a saúde e os processos de recuperação, está em 84 ms. No que diz respeito à VFC, quanto maior, melhor; e quanto menor, melhor, quando se refere ao bpm mais baixo durante o sono.

Por outro lado, ter uma noite de sono curta, com menos de 7 horas de sono, ou dormir depois de ter bebido alguns drinques tarde da noite resulta em um sono e ciclos de sono muito menos regulares. A frequência do tempo no estado "acordado", em grande parte inconscientemente acordado, diminui a qualidade do sono. O sono profundo e o sono REM também são inferiores, o que significa que nosso processo de recuperação, tanto físico quanto mental, foi menor. É evidente que isso se correlaciona com um nível mais baixo de disposição para o dia seguinte, nesse caso de apenas 53.

Aqui, você pode ver que a frequência cardíaca nunca ficou abaixo de 46 bpm e que só se estabilizou perto da hora de acordar, o que significa que meu corpo estava trabalhando a noite toda para digerir a comida e as bebidas e não pôde se recuperar de modo adequado. Isso pode ser reforçado pela VFC muito baixa, de apenas 38 ms. Se esse padrão se mantivesse por alguns dias, seria motivo para analisar melhor, pois poderia sinalizar a probabilidade de estar doente ou sofrendo de exaustão extrema.

Não quero dizer que devemos deixar de tomar uns drinques com os amigos e familiares, mas é importante ter consciência do impacto que essas sutis diferenças podem ter no dia a dia. Também é importante esclarecer por que nos sentimos do jeito que nos sentimos nos dias "bons" ou "ruins" e tentar encontrar a causa principal desses desequilíbrios.

Voltando aos ciclos de sono, embora seja consenso que os adultos devam se esforçar para dormir de sete a nove horas por dia, devemos realmente ter como objetivo pelo menos cinco ciclos de noventa minutos por noite. Ou, se não for possível, trinta e cinco ciclos de sono regenerativo por semana. Portanto, se você perder alguns ciclos de sono ao longo da semana por qualquer motivo, procure recuperar esse equilíbrio e dormir ciclos adicionais durante o fim de semana ou vice-versa. E lembre-se também de que sete horas na cama não equivalem a sete horas de sono, pois, entre os ciclos do sono, passamos certo tempo supostamente acordados, em que não estamos nem no sono leve, nem no profundo, nem no REM. Essas horas não são contabilizadas às horas de sono de que precisamos todos os dias por não trazer nada de recuperação fisiológica.

É crucial ficar de olho em suas estatísticas de sono profundo e REM – o sono mais restaurador e reparador quando o corpo e o cérebro têm tempo para se recuperar do dia anterior e se reconfigurar para estarem prontos para o dia seguinte. O sono profundo está fortemente associado a permitir o reparo e o crescimento de músculos e tecidos, pois é quando produzimos e liberamos a maior parte do hormônio do crescimento humano (HGH). O sono REM permite renovar corpo e mente, liberando toxinas; é quando temos sonhos mais lúcidos, aqueles de que nos lembramos vividamente.

O sono REM também está associado ao aprendizado e à criatividade. É quando experimentamos a visualização provavelmente de maneira mais profunda. Você já deve ter ouvido histórias de pessoas que tiveram ideias inovadoras ou mesmo epifanias (que pareciam loucas no início) durante o sono e as transformaram em negócios reais e bem-sucedidos. Devemos ter como objetivo cerca de uma hora e meia a duas horas de sono profundo e REM por noite. Essa já seria uma ótima métrica, mas, com esses dois itens, quanto mais, melhor.

Em última análise, todos os estágios do sono são importantes e desempenham um papel específico, porque, como mencionado, ocorrem em ciclos. Dependendo da diferença da intensidade do sono, corpo e cérebro se ajustarão para se concentrar sobretudo em um tipo de restauração e limpeza para nos preparar para começar mais um dia em grande estilo. Para ajudá-lo a rastrear o sono, recomendo fortemente a aquisição de um anel inteligente Oura Ring (os gráficos de métrica de sono mostrados antes e os ciclos do meu próprio sono foram compartilhados por meio de um dispositivo do anel). O dispositivo tem como base algoritmos de medição da qualidade do sono com precisão acima de 99,8%. Se o custo do anel for muito elevado para você, comece com os aplicativos Sleep Cycle ou Sleep Stream até estar pronto para aprimorar sua gama de *gadgets* de *biohacking*.

O Dr. Matthew Walker, autor de *Por que nós dormimos: a ciência do sono e do sonho*, é uma das maiores autoridades no assunto, já que o estuda há mais de vinte anos, depois de constatar a importância do sono ao realizar algumas pesquisas sobre o Alzheimer. Na sua opinião, o sono é o elemento mais importante e fundamental para uma vida saudável e bem vivida, superando a dieta e o exercício. Para mostrar seu ponto de vista, ele argumenta que todos devemos considerar a privação de cada um desses elementos por um dia inteiro. Se ficarmos vinte e quatro horas sem exercício, talvez nem percebamos. Se ficarmos vinte e quatro horas sem comer, podemos ficar com fome, mas, novamente, a ciência provou que podemos sobreviver se passarmos quase um mês inteiro sem comer. Além disso, jejuar por vinte e quatro horas pode ser apenas o impulso necessário para desintoxicar e limpar seu corpo. Mas se passarmos vinte e quatro horas sem dormir, com certeza ficaremos irritados ou abusaremos do consumo de bebidas com cafeína. Somos todos diferentes e, no fim das contas, sentiremos essa privação de modo diferente, com base no próprio estilo de vida, mas seu ponto é muito válido e pelo menos mostra a enorme importância que o sono tem no cotidiano e no desempenho.

Outro ponto particularmente interessante que ele aborda diz respeito aos horários escolares das crianças começarem um pouco mais tarde. Em vez do início médio das 7h30 ou 8 horas da manhã, acrescentar mais uma hora de sono e começar às 9 horas traria muitos benefícios, como o aumento de notas, a diminuição de problemas comportamentais e a diminuição de encaminhamentos psicológicos e psiquiátricos.[44] O que permitiria que nossos filhos tivessem um sono adequado, responsável por aumentar seu desenvolvimento cerebral em idades tão precoces, em vez de forçá-los a ir à escola mais cedo, principalmente no piloto automático, apenas por uma questão de horário. Ainda mais importante, sabe-se que a expectativa de vida aumenta com o acréscimo de horas de sono para a criança. Existem estudos que mostram que mais horas de sono resultam em um menor número de acidentes de carro durante a manhã envolvendo motoristas adolescentes,

---

[44] SLEEP is the Boss of You – Matthew Walker, Ph.D. 2019. Vídeo (1h10min53s). Publicado pelo canal Bulletproof. Disponível em: www.youtube.com/watch?v=qtYPAGLgsow. Acesso em: 19 jul. 2022.

As capacidades ímpares do corpo e do cérebro para o descanso e para a recuperação durante o sono nunca foram tão essenciais para contrabalancear o esgotamento que agora conhecemos com maior intensidade e que tanto tememos.

Sono, o remédio dos deuses

pois eles estão mais lúcidos para dirigir até a escola quando dormem mais. Já foi comprovada que a principal causa de morte na maioria dos países desenvolvidos está relacionada a acidentes de trânsito. O Dr. Walker menciona um estudo de caso realizado no Condado de Teton, Wyoming, EUA, onde o horário de início das aulas foi alterado de 7h35 para 8h55. Registrou-se uma redução de 70% nas taxas de acidentes de carro com adolescentes de 16 a 18 anos, o que foi um feito inovador. Lembrando que, nos Estados Unidos, adolescentes podem dirigir a partir dos 16 anos. É surpreendente analisar e perceber que o simples ato de adicionar uma hora de sono poderia triplicar a quantidade de vidas salvas.

Alimentação e estilo de vida têm papel importante para um sono adequado e de boa qualidade.[45] Ter uma dieta equilibrada e rica em nutrientes, não consumir alimentos de difícil digestão antes de dormir, tentar não se alimentar pelo menos entre 2 a 3 horas antes de dormir, evitar cafeína após as três horas da tarde, evitar luz azul (televisão, telefones celulares, tablets) depois de escurecer e resfriar o quarto a temperaturas em torno de 18° C são ótimas maneiras de reconfigurar sua rotina pré-sono. Há mais pesquisas, dicas, ferramentas e dispositivos profissionais em que você pode se aprofundar, como luzes amarelas/vermelhas para o quarto, corredores e banheiros, óculos de sol TrueBlue para evitar a luz azul, máscaras de dormir, suplementos e muito mais. Para ser franco, trata-se, mais uma vez, de testar, monitorar e otimizar. Na minha experiência, o ZMA – composto apenas por zinco, magnésio e vitamina B6 – é um dos suplementos que mais me ajudou na qualidade do meu sono. Para manter o sono 100% natural e melhorá-lo com algumas vitaminas adicionais que auxiliam nos processos naturais de produção de mais melatonina e para a recuperação. (Aviso: não consuma medicação sem consultar um médico. Estou apenas relatando minha experiência pessoal com um suplemento que funcionou para mim. Mas aconselho consultar seu médico ou, melhor ainda, um médico funcional especializado. 😉)

Basta fazer uma rápida pesquisa on-line e você encontrará vários mercados orientados para o sono e muitos conteúdos interessantes. Com a tecnologia e esses dispositivos e biohacks para o sono, nunca estivemos tão bem-preparados para ter uma recuperação completa durante uma noite de sono. Mas, lembre-se, o investigador pessoal dentro de você é tão importante

---

[45] Moodie, A. How to sleep better: science-backed sleep hacks to wake up ready to go. **Bulletproof**, 15 jun. 2021. Disponível em: www.bulletproof.com/sleep/sleep-hacks/how-to-sleep-better/. Acesso em: 19 jul. 2022.

nesse estágio de descoberta quanto as fontes que você decide consultar. Pessoalmente, considero os trabalhos do Dr. Matthew Walker, do Dr. Todd Le Pine e do Dr. Michael Breus um bom ponto de partida; são três fontes excelentes para ficar a par das descobertas nesse campo. A partir daí, sua audaciosa aventura de bem-estar no reino do sono terá uma ótima base e ficará ainda mais interessante à medida que você for avançando.

Se gostamos de estar com boa aparência e em forma, não devemos desconsiderar o sono, pois é provável que ele seja mais importante do que qualquer tratamento ou procedimento estético. E adivinha? É 100% grátis. Absolutamente acessível a todos. O que leva à compreensão do papel que a vaidade exerce nesse quadro geral. Estamos sempre tentando melhorar a aparência exterior e, por vezes, esquecemos o interior neste mundo cheio de beleza em que vivemos. Só porque você não vê, não significa que não deva se importar. Lembre-se de que a mudança social transformacional vem de baixo para cima e de dentro para fora. Mas, assim como acontece com a nutrição, não existe uma abordagem única para o sono. As pessoas são cronobiologicamente diferentes e têm diferentes preferências e cronotipos de sono, como o Dr. Michael Breus esclarece.[46] O quiz de *O poder do quando* é uma ótima ferramenta para descobrir se você é um golfinho, leão, urso ou lobo e ver o que funciona melhor para você, dadas suas preferências de dormir tarde, acordar cedo, entre outras opções.[47]

Pode parecer um pouco redundante se você estiver conectado ao que foi compartilhado desde o início, mas, repito, a ideia aqui é testar-monitorar--otimizar e começar a entender melhor o que funciona e o que não funciona. Além disso, todos temos diferentes momentos na vida, na família e nas atividades diárias, com metas, objetivos e externalidades diferentes. Portanto, é bom poder entender a necessidade de testar abordagens e possibilidades diferentes em todos os domínios dos quatro pilares e sermos flexíveis o suficiente para mudar de uma abordagem para outra, a depender de nosso estilo de vida e necessidades atuais. Lembre-se: a mágica acontece na variedade, e isso vai muito além da nutrição.

Todos sabemos como é ter uma péssima noite de sono, e o preço que pagamos no dia seguinte, quando nos sentimos atordoados, avoados,

---

[46] BREUS, M. **O poder do quando**: descubra o ritmo do seu corpo e o momento certo para almoçar, pedir um aumento, tomar remédio e muito mais. São Paulo: Fontanar, 2017.

[47] BREUS, M. Chronotype Quiz **The Sleep Doctor**, 19 jul. 2022. Disponível em: https://thepowerofwhenquiz.com. Acesso em: 30 ago. 2022.

muitíssimo irritadiços e sem energia, clareza e foco. O corpo parece pesado, sobretudo se você é uma pessoa ativa. Não é essa a sensação que temos quando tomamos um ou dois drinques a mais e depois sentimos a necessidade de tirar uma ou duas sonecas ao longo do dia? Em geral, é o nosso corpo sinalizando que não nos recuperamos o suficiente na noite anterior. Não há nada de errado em cochilar, pois é uma atividade de ROI extremamente alto e recomendável, mas o álcool prejudica muito a capacidade de sono e recuperação.

Você já se perguntou por que a maioria dos atletas de alto desempenho divide o treino em duas sessões bem espaçadas e tem várias técnicas de recuperação espalhadas ao longo do dia e até tiram cochilos algumas vezes? Existe uma boa razão para isso, pois os riscos nesses níveis são incrivelmente altos. E, se quisermos melhorar nosso jogo, atletas profissionais e de alto desempenho com certeza são uma boa referência para obter algumas dicas, mesmo que não sejamos competitivos. Além de todas as realizações físicas ultraimpressionantes, eles também têm jogo mental e resiliência acima da média, que é a chave para colher resultados positivos em esportes, artes ou qualquer área da vida.

Manifesto da felicidade

Aprendizados:

1. O sono ocorre em ciclos, geralmente de noventa minutos. Devemos tentar ter cinco desses ciclos diários e cerca de 90 a 120 minutos de sono profundo e sono REM por noite.
2. Dormir três, quatro ou cinco horas costumava ser a norma. Descanso e recuperação costumavam ser sinais de fraqueza. Agora, com mais pesquisas e informações disponíveis, estamos cientes de que os melhores desempenhos priorizam o sono acima de tudo para ter uma recuperação completa e estarmos dispostos para o dia que está por vir.
3. Com nosso ambiente estressante e a probabilidade de esgotamento em um mundo sempre tão dinâmico, devemos programar o tempo de sono como fazemos com outras atividades de alta prioridade.
4. É 100% gratuito.

capítulo 13

Saúde do cérebro: o poder das palavras e de se recusar a se autovitimizar

Em primeiro lugar, somos o que pensamos. Nada nunca foi tão evidente para nós, humanos, quanto nos tempos atuais. Vishen Lakhiani, fundador da plataforma digital de mindfulness *Mindvalley*, aborda esse tópico com precisão, enfatizando que devemos sempre nos concentrar nos aspectos positivos de nossa identidade.[48] Assim, incutimos traços positivos nossos, em vez de reclamar por ainda não sermos de determinada maneira. Essencialmente, ele está nos dizendo que somos o que pensamos e, portanto, é melhor termos pensamentos positivos para construir nossa autoidentidade em vez de pensamentos frágeis que trazem incerteza e angústia. Nenhum bem pode resultar de nos questionarmos negativamente.

Aqui estão alguns exemplos para contextualizar:

> Abordagem negativa de construção de identidade: "Sou péssimo em gerenciamento de tempo. Não consigo conciliar trabalho, vida familiar e tempo".
> Abordagem positiva de construção de identidade: "Por que sou tão disciplinado e determinado no trabalho?" ou "Por que me importo tanto com minha família?"

---

[48] ON PURPOSE: Vishen Lakhiani on: how to live from intuition & accessing information outside the human brain. Entrevistador: Jay Shetty; Entrevistado: Vishen Lakhiani. 8 jun. 2020. *Podcast*. Disponível em: https://jayshetty.me/podcast/vishen-lakhiani-on-how-to-live-from-intuition-accessing-information-outside-the-human-brain/. Acesso em: 19 jul. 2022.

Ou:

> Negativo: *"Não vou conseguir entregar este projeto/plano de negócios a tempo!"*
> Positivo: *"Por que sou tão cuidadoso e analítico com todos os detalhes deste novo projeto/plano de negócios?"*

De modo brilhante, o Dr. Joe Dispenza leva ainda mais longe seu trabalho nessa área e discute como o pensamento positivo é poderoso. Ele afirma que "nós nos inscrevemos para nos tornar vítimas da própria vida", e embora tenhamos a percepção errônea de que estamos no controle absoluto de nossa vida, alguém lá fora está controlando a maneira como nos sentimos e pensamos.[49] Pode parecer absurdo, mas, de maneira involuntária, cedemos nosso poder de pensar e sentir em meio a esse processo de pensamento negativo que plantamos dentro de nós mesmos. Isso nos torna dependentes de validação externa e de eventos externos que ocorrem para ditar nossas emoções. Estamos sempre atentos às próximas grandes notícias positivas para sermos felizes, ou provavelmente estamos infelizes, pois temos medo e receamos a próxima coisa negativa que virá abalar nosso mundo. É nessa mentalidade exaustiva – esperar, desejar, querer e ansiar que as coisas aconteçam – que cedemos o poder e controle sobre nossas vidas.

Infelizmente, neste mundo polarizado em que vivemos, cedemos nosso poder, controle e energia para os problemas e para outras pessoas que estão sempre em nossas mentes, em geral pelos motivos errados. Isso cria uma disparidade ainda maior em nossa percepção e consciência, o que, por consequência, nos impede de buscar mudanças. Afinal, como diz o Dr. Dispenza: "Ser é como pensamos e sentimos, então, onde você coloca sua atenção é onde você coloca sua energia".[50] Atualmente, estamos apenas cedendo nossa atenção e energia, na maioria das vezes de modo inconsciente.

---

[49] ON PURPOSE: Dr. Joe Dispenza on: how to chemically teach your body to focus on healing & vibrate at a higher frequency. Entrevistador: Jay Shetty; Entrevistado: Joe Dispenza. 15 jun. 2020. *Podcast*. Disponível em: https://jayshetty.me/podcast/dr-joe-dispenza-on-how-to-chemically-teach-your-body-to-focus-on-healing-vibrate-at-a-higher-frequency/. Acesso em: 19 jul. 2022.

[50] *Ibidem*.

Saúde do cérebro: o poder das palavras e de se recusar a se autovitimizar

Embora acreditemos que estamos no controle total, talvez nunca estivemos tão longe disso. Da mesma maneira que desejamos fomentar novas relações com trocas que tragam energia extra ao nosso dia e tentamos limitar aquelas que nos drenam energia, devemos fazer com nossos pensamentos e sentimentos. O aspecto positivo aqui é que, semelhante à maneira como esses pensamentos e sentimentos negativos podem nos desviar de onde queremos estar e de quem queremos ser, podemos conectar o cérebro para fazer o oposto e criar experiências e emoções positivas que nos darão a sensação de abundância, dignidade e possibilidades ilimitadas.

O Dr. Sheldon Cohen, professor de psicologia da Carnegie Mellon University em Pittsburgh, conduziu um estudo no qual afirmou: "Descobrimos que as pessoas que experimentam emoções positivas com regularidade, quando expostas ao rinovírus, estão relativamente protegidas de desenvolver doenças."[51] O rinovírus é o vírus da gripe comum, ao qual a maioria de nós é exposto sazonalmente. Ele segue em frente, afirmando que "melhoras nos estilos emocionais positivos foram associadas a diminuições na taxa de resfriados clínicos, mas um estilo emocional negativo não teve impacto na probabilidade de ficar ou não ficar doente." Esse é, em última instância, um exemplo do poder que as emoções têm sobre a saúde e o bem-estar geral e de como tudo está, essencialmente, em nosso estado de espírito.

Controlar essas emoções negativas e promover as positivas, de maneira consciente e mais consistente, terá um efeito cascata positivo na forma como vivemos, de maneira otimizada e alegre. Em termos mais técnicos, mas para elucidar esse conceito importantíssimo, o Dr. Neil Shulman, professor associado de medicina da Faculdade de Medicina da Universidade de Emory, explica: "É como uma droga liberada pelo seu estado de espírito que simplesmente muda o estado da mente, e pode produzir efeitos no corpo através do sistema nervoso e dos hormônios. Sua chance de desenvolver um resfriado comum, pneumonia ou até câncer pode muito bem ser diminuída se seu cérebro for mantido em estado saudável".[52]

---

51 COHEN, S. *et al.* positive emotional style predicts resistance to illness after experimental exposure to Rhinovirus or Influenza A Virus. **Psychosomatic Medicine**, [S.L.], v. 68, n. 6, p. 809-815, nov. 2006. Disponível em: https://pubmed.ncbi.nlm.nih.gov/17101814/. Acesso em: 19 jul. 2022.

52 COHEN, J. Happy People More Immune to Common Cold. **ABC News**, 22 jul. 2003. Disponível em: https://abcnews.go.com/Health/ColdFlu/story?id=116714&page=1. Acesso em: 19 jul. 2022.

Ao prestarmos atenção em nossos pensamentos e em nossas emoções, podemos começar a religá-los e prepará-los novamente, dessa vez, de modo consciente. Primeiramente, é crucial desaprender esses hábitos e pensamentos negativos que dominam nossa energia e nosso controle e nos descondicionar deles. Essa é a maneira mais eficaz de reverter a tendência à vitimização e a relutância em mudar e se perguntar: *O que estou "fazendo" dentro de mim para criar essa mudança?* Precisamos apontar para a repetição e reafirmação dessas experiências, emoções e pensamentos até que estejamos plena e conscientemente de volta ao controle. E mesmo que haja tropeços ao longo do caminho, estarmos cientes deles nos permitirá analisar e agir antes de nos comprometer a doar essa preciosa energia em um estado reativo e impulsivo.

As palavras são extremamente poderosas. Mudanças mínimas podem nos fazer trilhar um longo caminho de mudança positiva. Em essência, trata-se de sermos tão cuidadosos com o que dizemos a nós mesmos quanto com o que dizemos aos outros. Tenha a mesma atenção plena e consciência de reservar um tempo para fazer uma pausa, ficar quieto, fazer as perguntas certas e, em seguida, tirar uma conclusão ponderada.

É por isso que vemos esse pilar com bons olhos e o chamamos de "saúde do cérebro" em vez de saúde mental, transtorno mental ou qualquer outro nome que estamos mais acostumados a ouvir e usar. Não se trata de diagnosticar e tratar problemas de saúde do cérebro, mas de cultivar hábitos que garantam um cérebro saudável e de alto desempenho e impeçam o desenvolvimento de problemas recorrentes e prejudiciais no órgão. O Dr. Daniel Amen, médico renomado e sumidade nesta área de pesquisa, é referência para aprendermos mais sobre os benefícios de praticar perspectivas positivas.

Como seres humanos orientados pela gratificação estética e instantânea, temos a tendência de priorizar aquilo que podemos ver ou, em linhas gerais, o que pode ser facilmente ativado e sentido por meio de qualquer um dos nossos sentidos. Essa abordagem nos leva a dar atenção total a esses atributos e, consequentemente, negligenciamos aquilo que não vemos, cheiramos, provamos, tocamos, ouvimos ou intuímos. Para ser mais preciso, sentimentos e emoções intangíveis vêm da mente, e temos muito mais dificuldade para entender esse lado de nós mesmos.

Estar ciente de sentimentos, intenções e emoções e saber como nomeá-los é a chave para desenvolver uma alta QE (inteligência emocional) e um alto QI (quociente de inteligência), e preservá-los. Com pesquisas recentes e abundantes nos últimos anos mostrando a importância do eixo intestino-cérebro

Saúde do cérebro: o poder das palavras e de se recusar a se autovitimizar

e um ambiente externo cada vez mais exigente e ruidoso, qualquer ênfase e importância dada à inteligência emocional não é suficiente, sobretudo se levamos em consideração a rapidez com que nossas emoções se tornam desafiadoras, criando sentimentos negativos que se propagam através de cada um de nós e acabam reverberando em nossas ações. Essencialmente, todo comportamento é guiado por crenças.

Até agora, cobrimos o campo do comportamento e da mudança comportamental com profundidade suficiente para demonstrar a importância de tais práticas no cotidiano. É uma batalha constante entre as distrações modernas, os fatores externos e a nossa própria mente e força de vontade para ver quem realmente está no controle. Para ter vantagem nessa batalha, devemos primeiro estar cientes de sua existência e entendê-la para, assim, podermos modulá-la a nosso favor.

==Não precisamos e não devemos acreditar em tudo o que está em nossa mente. Isso deve ser sempre enfatizado.==

Se pudermos manter esses dois princípios sob controle e nos lembrarmos de ser sensatos e conscientes na clareza para identificar e nomear nossos sentimentos, teremos percorrido um longo caminho para ter um relacionamento melhor e mais saudável com nosso cérebro e, consequentemente, com nós mesmos.

Um exercício simples é refletir se ouvimos e interpretamos tudo o que nossos colegas de trabalho têm a dizer. Fazemos isso? E com os amigos? Membros da família? Mentores? É provável que não. Temos nossos próprios filtros, mecanismos de processamento de pensamento e preconceitos já estabelecidos quando a informação vem de uma fonte externa. E não me refiro a preconceitos no sentido de intolerância, e sim conceitos previamente formados devido a interações e experiências anteriores; "pré-conceitos". Mas porque, então, tendemos a acreditar em quase tudo o que pensamos? O filtro e o processo de detecção de pensamentos negativos parecem não ser usados. É devido à confiança excessiva em nós mesmos? É o nosso ego falando muito alto? Ou é apenas o medo tomando conta e nos impedindo de pensar racionalmente?

Temos cerca de cinquenta a sessenta mil pensamentos por dia e, como qualquer processador, só podemos lidar com uma parcela disso. Assim como nem tudo o que encontramos na internet é verdadeiro ou baseado em fatos, nem todos os nossos pensamentos são fundamentalmente verdadeiros e baseados em fatos. O Dr. Daniel Amen, em uma de suas técnicas de processamento de pensamento, nos ensina a fazer quatro perguntas ao perceber que estamos tendo pensamentos negativos. Ele os nomeou

PNA, pensamentos negativos automáticos, reforçando a ideia de que eles continuam aparecendo sem serem solicitados. São estas as perguntas que devemos usar para nos nortear:

1. (Este pensamento) é verdade?
2. Posso ter certeza de que ele é a pura verdade?
3. Como reajo ao ter esse pensamento?
4. Quem eu seria sem esse pensamento? Como eu me sentiria?[53]

São perguntas simples, mas extremamente importantes. As perguntas são a resposta. Fazer esse tipo de perguntas positivas e instigantes a nós mesmos é a forma de obter respostas que nem sabíamos que estavam disponíveis. Como o Dr. Amen afirma: "É importante que você aprenda a ter controle sobre esses pensamentos, porque a forma como pensamos a cada instante tem um enorme impacto em como nos comportamos no futuro".[54] Devemos ter clareza e exatidão sobre onde estamos emocionalmente para que nosso cérebro esteja em bom estado de espírito. É um esforço constante que todos devemos fazer, em partes devido às nossas próprias dúvidas e medos, em parte pelas dúvidas e medos de outras pessoas que nos são infligidos por forças externas. Uma das melhores maneiras de "se esforçar" é através da autoconsciência, nos fazendo as perguntas certas ao mesmo tempo em que reforçamos nossas qualidades e nossos traços mais fortes. Dessa maneira, será possível encontrar os motivos e o raciocínio por trás de nossos pensamentos e, com clareza, entrarmos em um estado de paz de espírito e de amor-próprio.

Essa conversa interna é de suma importância, mais do que poderia enfatizar aqui. É o primeiro passo para identificar crenças negativas e ter tempo para remediá-las e editá-las. Ele anda de mãos dadas com algumas das técnicas anteriormente mencionadas para instilar a mudança comportamental. A forma como expressamos nossos pensamentos também pode desempenhar um papel crítico ao nos ajudar a ver as coisas sob uma luz mais favorável.

---

[53] QUESTIONS to Get Rid of Automatic Negative Thoughts. **BrainMD Brain Health Blog**, 23 jan. 2018. Disponível em: https://brainmd.com/blog/4questions-to-transform-your-thinking-and-lift-your-mood/. Acesso em: 19 jul. 2022.

[54] *Ibidem*.

Devemos ter clareza e exatidão sobre onde estamos emocionalmente para que nosso cérebro esteja em bom estado de espírito.

Ser mais tolerante e paciente com nós mesmos também é uma virtude fundamental no século XXI. Vamos acreditar que não somos bons em algo "ainda". Vamos enraizar em nossa mente que não estamos ficando para trás nem perdendo, mas que estamos exatamente onde deveríamos estar. Costumamos ser muito duros conosco. Ou pelo menos é assim que nos tornamos. Panelas de pressão esperando para explodir, sem uma boa razão. Não podemos nos permitir acreditar que "devemos ser assim", "realizar tal e tal façanha" e "viver de acordo com tal e tal expectativa", apenas para agradar aos outros.

Agir assim apenas nos torna cada vez mais descuidados com nós mesmos em comparação com todo o cuidado que damos aos outros. Podemos nos lembrar da referência anterior em relação aos animais de estimação: assim que eles apresentam qualquer problema de saúde, são levados ao veterinário. Não importa a gravidade, parece a coisa mais sensata a ser feita. No entanto, agimos de maneira contrária quando contraímos alguma coisa. Geralmente apenas "bancamos os durões" e seguimos em frente, não respeitando nossa saúde nem o nosso corpo.

Exigimos cada vez mais de nós mesmos, dia após dia. E isso, sem dúvida, nos faz pagar um preço, que continua acumulando juros. Incutimos em nossa mente pensamentos de que o dia já está muito difícil, com tantos afazeres e tarefas diferentes, que se pode "deixar o cuidado consigo para outra hora ou dia, pois um dia a menos não fará diferença". Mas é aí que o efeito cascata começa a aparecer, e os efeitos negativos exponenciais da falta de atenção e dedicação ao próprio bem-estar dão as caras.

Todo mundo tem aquela vozinha dentro da cabeça, algumas mais fortes que outras, dizendo:

"Ei, você não vai sair da cama? Alguém já está acordado e dominando o mundo enquanto você está aí deitado."

"Ei, o que você fez hoje? Você vai mesmo pegar leve e ficar sentado?!"

"Ei, lembra aquelas metas que você definiu? Você está longe de alcançá-las, está ficando para trás!"

São apenas alguns exemplos, todos temos esse pequeno demônio dentro de nós. E, sim, às vezes essa motivação é fundamental, mas temos de ser capazes de simplesmente silenciá-la.

Esse pequeno demônio dentro da nossa mente também tem amigos, que nos munem com as implicações externas e pressões que devemos cumprir, por algum motivo besta. "Se você quer ter sucesso na vida, precisa passar pelos passos X, Y e Z e ter os carros A, B e C, ter uma casa de veraneio em determinado local, usar roupas de tal marca, ter um número X de filhos", e,

Saúde do cérebro: o poder das palavras e de se recusar a se autovitimizar

então, alcançará o sucesso. Quem disse que isso é verdade? Quem disse que eu quero isso? Quem disse que você quer isso também?

A professora de Yale Laurie Santos, que ganhou notoriedade mundial por ministrar o curso mais cobiçado da história da universidade, sugere que estamos constantemente perseguindo coisas que não são o que queríamos e, no final das contas, não nos trazem felicidade. Nosso pequeno demônio interno certamente tem um papel fundamental nesse assunto, e devemos silenciá-lo.

Sem dúvida, tudo isso se soma. Todas essas vozes e pessoas reais que achamos que deveríamos ouvir tendem a causar mais estragos dentro de nós do que contribuir para o nosso crescimento. Poucas pessoas na vida serão capazes de lhe dar conselhos realmente construtivos e imparciais. Mantenha-as por perto e tenha respeito por elas, tentando fazer o mesmo que fazem por você. Quem somos nós para adicionar ainda mais pressões àquelas que outras pessoas já acumulam? Vamos dar um passo para trás, ouvir e tentar eliminar alguns desses medos, estressores e pressões que nossos entes próximos têm, em vez de acumular mais. Talvez, então, as pessoas fiquem mais calmas, mais pacientes e possam fazer mais escolhas que realmente promoverão felicidade, alegria e bem-estar a longo prazo.

Toda pressão, preocupação, receio e medo de ficar de fora (*Fear Of Missing Out* – FOMO) geram estresse crônico, que leva a inflamações no cérebro e no corpo todo e que, com o tempo, podem causar doenças mais potencialmente ameaçadoras, como depressão, síndrome do pânico, Alzheimer, Parkinson e várias outras. Essas não são doenças que você quer ter se planeja desfrutar de uma vida produtiva e de alta qualidade.

A saúde e o bem-estar do cérebro são definitivamente um tópico importante, mas, ainda assim, negligenciado e desvalorizado. Deveríamos prestar mais atenção a esse tópico, além de começar a aplicar algumas técnicas mais tangíveis para otimizar nossa clareza de pensamento e consciência de PNA para sermos mais tolerantes e compreensíveis conosco. Isso certamente melhora o desempenho do cérebro e alivia o peso que ele carrega, o que nos levará a ter pensamentos mais positivos, em vez daqueles caóticos e negativos.

Positividade é fundamental.

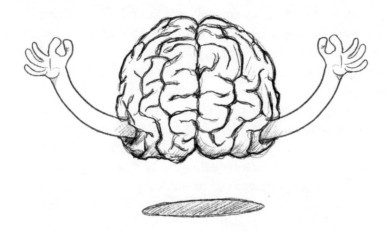

Algumas abordagens funcionais para melhorar a saúde do cérebro:

- Comer alimentos ricos em nutrientes, como açaí, frutas vermelhas, chocolate amargo (com alta concentração de cacau), brócolis, espinafre, nozes, peixes gordurosos provenientes de pesca sustentável, abacate e azeite de oliva. Cobrimos a importância de uma dieta bem fundamentada, investigada, sustentável e que atenda às nossas necessidades pessoais. Se você se ater às cinco regras básicas mencionadas no Capítulo 10, é provável que, mais cedo ou mais tarde, encontre o que funciona para você. Às vezes, mais importante do que acertar na dieta, é saber do que se livrar e quais alimentos específicos o fazem se sentir cansado ou abaixo do seu desempenho normal. A suplementação de ômega-3 também é incentivada para promover esses benefícios para a saúde do cérebro.
- Impulsionar o cérebro com nootrópicos e adaptógenos, como cúrcuma, boswellia, sálvia, louro, gengibre, chá verde, unha de gato, andrographis, ashwagandha e cogumelos (reishi, chaga, juba de leão, cordyceps), entre outros. Essas duas categorias de alimentos e suplementos são uma porta de entrada incrível para elevar o desempenho do cérebro a novos patamares. Os nootrópicos, que no campo da medicina funcional integrativa também são chamados de "drogas inteligentes" ou "impulsionadores cognitivos", são substâncias e suplementos destinados a melhorar o desempenho cognitivo da memória, o foco, a atenção, a motivação e a clareza, para citar alguns. Há quem acredite que não necessariamente precise deles, mas, dependendo da sua condição ou estado de espírito, eles podem ser úteis para

Saúde do cérebro: o poder das palavras e de se recusar a se autovitimizar

melhorar o desempenho no trabalho ou em determinado projeto. Recomendo que você consulte seu médico para fazer uma análise mais personalizada e prática. Por outro lado, o uso de adaptógenos é fortemente encorajado, dado o mundo brutalmente dinâmico em que vivemos. Eles são compostos de ervas que se destinam a aliviar o estresse. E, considerando que são fitoterápicos, ou seja, provenientes da natureza, parece bastante intuitivo dar uma chance a eles, com orientação adequada, sempre pesquisando quais são as suas necessidades e o valor que cada composto pode agregar às suas intenções. A suplementação com magnésio também pode ser muito benéfica para relaxamento e alívio do estresse.

- Exercício e movimento. Apesar de haver por aí toneladas de pesquisas mostrando a importância e os benefícios do exercício e do movimento (e cobrimos alguns), também precisamos refletir sobre nossas próprias experiências e ver quais são os efeitos. O que acontece quando praticamos nossos esportes favoritos, passeamos na natureza com os entes queridos ou apenas dançamos e cantamos no chuveiro ou na cozinha? Nos sentimos incríveis. Estamos criando e liberando endorfinas e hormônios e queimando energia, o que tem reflexo quase automático no humor. Certamente, há muitos mais benefícios para o exercício e movimento, mas, por si só, esses que foram citados parecem ser motivação mais do que suficiente para começar e não olhar para trás. Afinal, algumas de nossas melhores lembranças não ocorrem justamente naqueles momentos de gracinhas em que estamos apenas "nos divertindo" com nossas parceiras ou parceiros, ou familiares, na sala de estar, no quarto ou em qualquer cômodo da casa?

- Sono adequado e de boa qualidade. Conforme abordado no Capítulo 11, é quando dormimos que o corpo se reinicia e se regenera. Precisamos desse tempo para poder absorver e filtrar tudo o que acontece em nossos dias, e nos preparar para criar memórias e visualizar novos sonhos e aspirações para nós mesmos. Uma noite de sono incrível (e quero dizer incrível, e não "boa o suficiente") deve ser obrigatória para estar totalmente presente e comprometido com a vida e com aqueles ao nosso redor.

- Exercícios de respiração, conforme já foi comprovado, ajudam a recuperar o controle das emoções e reduzem imediatamente o estresse. Em seu livro muitíssimo esclarecedor, *Pense como um monge*, Jay

Shetty compartilha um pouco da sabedoria que adquiriu ao viver como monge por três anos, e nos ensina alguns métodos de respiração que percorreram um longo caminho e são específicos para diferentes momentos do dia.[55] Para respirar para ter calma e relaxar, inspire pelo nariz contando até quatro, segure a respiração contando até quatro e expire pela boca contando até quatro. Repita essa sequência dez vezes. Se o que está procurando é foco e energia, inspire pelo nariz contando até quatro, depois expire vigorosamente pelo nariz por um segundo ou menos e expire pelo nariz contando até quatro. Repita dez vezes. E, por último, antes de dormir, inspire por quatro segundos e expire por mais de quatro segundos e repita até se sentir descansado ou perto de adormecer. Ser capaz de controlar sua respiração é um divisor de águas muito importante, pois a respiração afeta diretamente o estado de espírito, a calma e o relaxamento. Estar ciente de como se sente a qualquer momento e ser capaz de recuar e se recompor apenas se concentrando na respiração é algo básico, mas que ignoramos e não fazemos com frequência. Agora estamos aprendendo as ferramentas que monges e outras pessoas sábias vêm praticando há milhares de anos. Vamos continuar a explorar esses ensinamentos.

- Exposição ao frio, seja tomando banho frio ou fazendo imersão em banheira de gelo. Não há especialista com o mesmo conhecimento dessa prática que Wim Hof. Se você não está familiarizado com o incrível "Homem de Gelo" holandês, fará novas descobertas quanto aos benefícios positivos que a exposição ao frio e a termogênese podem trazer para o cotidiano. De acordo com os mais de vinte anos de estudos que Wim vem realizando – que levaram a resultados surpreendentes, como escalar o Monte Everest descalço usando apenas shorts ou passar várias horas completamente imerso em uma banheira cheia de gelo –, a exposição ao frio (quando feita corretamente) pode levar a: aceleração do metabolismo e redução de inflamações, inchaços e dores musculares; melhor qualidade do sono, foco, resposta imunológica e rejuvenescimento celular, devido à maior produção de colágeno.[56] Tudo isso com pouco ou nenhum

---

[55] SHETTY, J. **Pense como um monge**: cultive a paz e o propósito a cada dia, supere a negatividade e cure a ansiedade. Rio de Janeiro: Sextante, 2021.

[56] WHAT are the benefits of cold showers? **Wim Hof Method**. Disponível em: www.wimhofmethod.com/benefits-of-cold-showers. Acesso em: 19 jul. 2022.

custo. Para aqueles que desejam iniciar na técnica de exposição ao frio, um bom momento é o banho diário. Wim sugere tomar o banho regular na temperatura normal e, quando terminar de se lavar, desligar completamente a água quente e ligar a água na temperatura mais fria que conseguir, deixando-a escorrer pelo córtex frontal (parte da frente do cérebro), pescoço, costas e coluna. Comece com quinze a trinta segundos, adicionando quinze segundos a cada dia, até se sentir confortável com três a cinco minutos. Será difícil começar, mas, uma vez que você ultrapassar o limite de trinta segundos, se sentirá incrivelmente confiante e cheio de energia por ter vencido a si mesmo e as suas limitações. Isso deve ser feito, de preferência, logo pela manhã, pois é uma ótima maneira de lembrar que o dia será desafiador e que acontecerão coisas de que você não gostará, porém, você tem o poder de recuperar o controle sobre o impacto dessas externalidades. Dando algumas dicas adicionais para levá-lo a outro patamar, faça um pouco de respiração enquanto estiver praticando a exposição a temperaturas extremas ou até mesmo visualize-se fazendo seu diário de gratidão, listando em sua mente tudo aquilo pelo que você é grato. Se tiver a oportunidade de fazer uma sessão de sauna de vinte a trinta minutos antes de sua exposição ao frio ou mergulho frio, você se colocará em uma ótima posição para começar o dia.

- Meditação. A popularidade da meditação tem aumentado nos últimos tempos. É de se esperar, devido a todos os fatores externos que parecem querer controlar nossa vida. A meditação também tende a passar a impressão de ser um pouco abstrata e inatingível quando começamos a impor limitações aos pensamentos e a nos comparar a monges, budistas ou outras pessoas mais adiantadas em sua jornada de prática espiritual e de alcançar a atenção plena. Comparar-se com os outros é sempre uma porta de entrada para o engano e para a negatividade, pois cada um tem o próprio caminho e a própria programação. Na realidade, se colocarmos de modo simples, a meditação pode ser considerada como a prática de ficar parado, estar ciente da respiração e ter algum tempo sozinho para si mesmo. Essa pode não ser a receita exata que você receberá em um mosteiro, mas coloca as coisas em perspectiva. Dar um passo para trás nos permitirá ficar mais à vontade para começar a praticar a meditação consciente, ou como quer que você prefira chamá-la. O que estamos buscando aqui é algum tempo para nos recompor, nos priorizar, a nossos propósitos e nossas

Vamos dar um passo para trás, ouvir e tentar eliminar alguns desses medos, estressores e pressões que nossos entes próximos têm, em vez de acumular mais.

intenções, e deixar de lado tudo o que nos cerca e acontece em ritmo acelerado no cotidiano. E se conseguirmos usar esse tempo com sabedoria e até mesmo visualizar alguns objetivos para os quais colocamos uma intenção positiva, é provável que queiramos aumentar progressivamente o tempo gasto com essa prática de autocuidado. Permitir-se sentar-se e ficar parado, controlando os pensamentos, pode ser extremamente difícil, então tenha paciência consigo. Concentre-se na respiração, pratique um dos exercícios de respiração mencionados acima passo a passo. Comece devagar e vá aumentando o tempo e a profundidade a cada dia, à medida que for se sentindo mais consciente, atento e confortável com a prática.

- Visualização. Esse é talvez um dos elementos mais inspiradores que nós, humanos, temos a graça de possuir. O cérebro tem capacidades únicas, e a visualização é com certeza uma das quais a que devemos ser gratos. Há certo romantismo nisso, semelhante a quando estamos sonhando acordados com algo a que aspiramos. O poder por trás dessa função cerebral, ou técnica, se preferir, é inimaginável. Existem alguns especialistas no assunto que recomendo que sirvam de base para a sua pesquisa, basta fazer a busca por "visualização" e "Jon Gabriel", "Dr. Joe Dispenza" e/ou "Dr. Jitendra Adhia", para citar alguns. A ciência recente por trás disso é surpreendente. Mas mais do que se informar a respeito dessa ciência, é também uma questão de acreditar nela e em você mesmo – pensando grande, e ousado, e tendo a certeza, não somente desejando, de que tudo a que você está aspirando é alcançável e que você chegará lá um dia. A essa altura, devemos estar cientes de que temos um subconsciente difícil de compreender, mas, aos poucos, devemos nos familiarizar mais com ele e perceber o importante papel que desempenha em nossas vidas. A energia que dedicamos a nós mesmos, que muitas vezes está centrada em nossas crenças, é algo bonito e crucial para o nosso bem-estar, a determinação e a ambição na vida. Todos conhecemos histórias de negócios, feitos esportivos ou pessoas que superaram situações críticas, tudo por causa da visualização. Você imagina algo, sente esse algo reverberar pelo seu corpo, sente que tem um propósito, sente os arrepios ou choques de felicidade, como gosto de dizer, por toda parte, e então você simplesmente vai lá e faz acontecer. Ao repetir a visualização diariamente em sua prática de atenção plena e acreditar no que visualiza, você se coloca em um lugar lindo e esplêndido de possibilidades incríveis, autoconfiança e amor-próprio, total confiança e energia positiva, onde pode fazer o bem e ajudar os outros a também alcançarem o que almejam. Há um belo poema em sânscrito de Kalidasa[57] que é mais ou menos como segue, e parece inspirador e extremamente pertinente ao tópico da visualização, ao passo que valoriza o momento presente:

> *Cuida deste dia:*
> *Ele é a vida, a própria essência da vida.*
> *Em seu breve curso*
> *jazem todas as verdades e realidades da tua existência.*
> *A bênção do crescimento,*
> *A glória da ação,*
> *O esplendor da realização*
> *Que são experiências do tempo.*
>
> *Pois o dia de ontem não é senão um sonho*
> *E o amanhã somente uma visão.*
> *Mas o dia de hoje bem vivido transforma*
> *os dias de ontem em um sonho de ventura.*
> *E os dias de amanhã, em visão da esperança.*
> *Cuida bem, pois, do dia de hoje;*
> *Eis a saudação à alvorada!*

Leia esse poema repetidas vezes. Imprima-o e o mantenha ao lado da cama se necessário. Vamos visualizar para onde queremos ir, para que possamos ver o caminho com mais nitidez, mas vamos viver o presente, para que possamos desfrutar de todas as belezas que temos a alegria de viver.

- Sauna. A favorita dos defensores da saúde. Já existe há séculos, e seus benefícios continuam crescendo. Semelhante aos banhos frios ou mergulhos, as saunas são um momento de reflexão. E, basicamente, estamos tão presentes quanto possível. A intensidade do calor começa a aumentar e a dificuldade de permanecer no local também. Em seguida, começa um jogo de você contra sua mente para estender seus limites e ver até onde você consegue chegar. Se você ainda não

---

[57] KALIDASA. Look to This Day. **All Poetry**. Disponível em: https://allpoetry.com/Look-To-This-Day. Acesso em: 14 ago. 2022.

Saúde do cérebro: o poder das palavras e de se recusar a se autovitimizar

experimentou fazer sauna, verá que, nos últimos minutos que faltam, é difícil se concentrar em algo além da sua respiração e da vontade de não desistir. Lembra-se do seu pequeno demônio interior que está constantemente questionando sua motivação e vontade? Mantenha em mente: como você faz qualquer coisa é como você faz tudo. Pode parecer apenas mais uma sessão de sauna, entretanto, é assim que construímos caráter e resiliência. É uma maneira de levar a sua habilidade de meditação a outro patamar e ver se você consegue "ganhar" a batalha contra sua mente e manter esses pensamentos afastados o máximo que puder. Concentre-se em sua respiração e se esforce um pouco mais. Mas, por favor, pare se sentir que for desmaiar, não se arrisque a qualquer problema de saúde em potencial. Vá com calma, até se sentir confortável. Comece com dez a quinze minutos e adicione alguns minutos por vez até que esteja mais acostumado, e isso se torne um jogo psicológico, sem riscos físicos. Antes de atingir esse limite, as saunas também são um ótimo lugar para praticar a meditação e visualização. Geralmente são lugares tranquilos onde se pode experimentar algumas ou muitas das técnicas de saúde mental abordadas neste livro. Além de toda a clareza mental e todos os benefícios para a saúde e de nos permitir relaxar e desacelerar o ritmo da vida, as saunas também têm muitos benefícios físicos para a cura e recuperação do corpo. Ao finalizar uma sessão com um banho frio ou imersão em gelo para atingir a termogênese, você alcançará um verdadeiro deleite. Entre os benefícios estão a remoção de toxinas do corpo, alívio do estresse e da tensão muscular, recuperação pós-treino, diminuição da pressão arterial e melhora da circulação sanguínea. Tudo isso se aplica às saunas comuns. Quando adicionamos os benefícios das saunas de infravermelho, as vantagens são exponenciais, uma vez que esse tipo de sauna age nas partes intracelulares do corpo e na melhoraria da função mitocondrial. Eu recomendaria ter cuidado com as saunas úmidas, pois tendem a ser locais onde há o risco de propagação de vírus.

- Diário de gratidão. A gratidão é certamente um dos valores inatos que tem merecido muito destaque. Felizmente, é algo que permanecerá conosco e dentro de nós por toda a eternidade, pois servir aos outros faz parte da nossa verdadeira natureza como humanos. Tente sempre vincular a gratidão ao conceito de altruísmo. Não importa em que ponto estejamos na vida, sempre há espaço para sermos gratos pelo que temos. É isso que nos permite ser empáticos com os menos afortunados, seja material, física, emocional ou espiritualmente. Apesar de vivermos em uma era de gratificação instantânea e sempre nos compararmos digitalmente com os outros (muitas vezes com pessoas que nunca conhecemos ou com quem passamos apenas alguns segundos ou minutos), a gratidão deve estar na vanguarda de nossos pensamentos e intenções. É tão fácil cair no radicalismo invejoso de querer sempre mais que às vezes deixamos de admirar o que de fato temos e o que nos foi concedido. Manter o controle de tudo a que somos gratos torna nossa perspectiva de vida mais positiva e feliz. Nós só temos uma chance de viver esta vida, então por que passá-la reclamando e pedindo constantemente por mais, quando já temos tanto? Manter um diário de gratidão também nos tornará mais responsáveis por nós mesmos e nos ensinará o que realmente valorizamos: as belas coisas e os momentos distintos que vivemos todos os dias. Sentir-se grato é um modo de vida que só pode nos trazer positividade e alegria, o que, claro, repercute em nossos relacionamentos e nossas ações cotidianas. Para aqueles que não têm certeza de como começar, criamos um modelo com um guia passo a passo. Você o encontrará nos anexos e poderá usá-lo para começar ou até mesmo modificá-lo do modo que julgar melhor. Ou, então, fique à vontade para usar nossa sugestão pelo tempo que quiser. Depende apenas de você, mas aja!

- Ser curioso e motivado para aprender e melhorar sempre. A curiosidade sempre foi uma prioridade pessoal. Essa sede de conhecimento e aprendizado é algo que também é inato. Nós a vemos ao longo da infância e adolescência de maneira descarada, mas na fase adulta ela começa a desaparecer, às vezes mais do que gostaríamos. A curiosidade, juntamente com a humildade, nos levará longe. Um caminho de busca levará a uma neuroplasticidade aprimorada e à descoberta de novos interesses e paixões. Não é lindo quando encontramos algo novo que realmente amamos ou pelo qual ficamos apaixonados e que nem sabíamos que existia? E quando superamos um medo através da curiosidade apenas para sentir o corpo inteiro formigar de empolgação e alegria? Esse não é um modo cheio de possibilidades de descobrir o propósito na vida, o que realmente temos para contribuir e a quem? Saiba que a estrada será esburacada. Às vezes, ganharemos e, às vezes, perderemos, mas se continuarmos forçando nossos limites de

autodescoberta e relutarmos em desistir, encontraremos algo novo e bonito de novo e de novo. Seja curioso, seja ávido!
- Cercar-nos de pessoas que amamos e que elevam nossa energia, em vez de consumi-la. Todo mundo convive com dois tipos de pessoas: aquelas que são emocionantes, inspiradoras e que nos levam a compartilhar o que gostamos e a ajudá-las como pudermos, e aquelas que encontramos por obrigação, que temos ver, que sugam toda a nossa energia. Isso nunca vai mudar. O que *pode* mudar é o foco no que podemos controlar e a nossa decisão de encontrar essas pessoas e nos concentrar principalmente no que nos faz bem e nos traz uma vida cheia de positividade, possibilidades e entusiasmo. De maneira alguma isso deve ser confundindo com egoísmo (ou talvez um pouco de egoísmo nesse sentido seja aceito), mas se estivermos em um bom espaço mental, estaremos mais preparados para servir e ajudar os outros. Além disso, quem não gosta de ver aquele amigo ou familiar que, por questões da vida, não consegue ver com tanta frequência, e então fica com um sorriso estampado no rosto quando o encontra ou quando vai embora após encontrá-lo, pensando em todos os belos momentos que já passaram juntos? Não são esses alguns dos momentos mais adoráveis e lindos da vida? Quando vemos amor e luz em coisas tão pequenas que colocam em perspectiva tanto a nós quanto a tudo aquilo que mais buscamos na vida? Como já mencionei, gosto de chamar esses momentos de *felicidade arrepiante*, momentos de puro êxtase e de formigamento no corpo. Simplicidade na positividade. Algo incrivelmente inspirador. E, sendo justo, embora uns sejam mais introvertidos do que outros, é certo que as relações e a conexão humanas estão entre os principais precursores da felicidade, nos fazendo viver mais e mais felizes, como mostrou o estudo feito por Harvard há quase oitenta anos.

Somos seres comunicativos. Não temos ideia de como é importante estar cercado de pessoas: pessoas amorosas, gentis, generosas, que realmente querem o nosso melhor e com quem podemos nos sentir relaxados, cuidados e confortáveis.

No fim das contas, ainda estamos nessa busca constante por validação dos pares ou de eventos externos para determinar nossa felicidade ou a falta dela. Nossa felicidade precisa vir de dentro. Devemos estar cientes da nossa mentalidade de vítima e sermos responsáveis não apenas por nossas ações, mas por nossos pensamentos e nossas emoções. Se continuarmos esperando que certas coisas aconteçam para ditar nosso humor, seremos sempre dependentes dessas circunstâncias. Afinal, não parece certo sempre esperar que um evento externo aconteça para determinar nossa alegria e felicidade. A espera pode ser eterna ou longa demais para o que acreditamos ser certo, o que nos impede de sentir o empoderamento que todos deveriam sentir quando têm o controle da própria vida de um modo mais proativo, exequível, em se sentir de determinada maneira porque é quem é, e não pelo que aconteceu consigo, o que está prestes a acontecer ou, pior ainda, o que pensa que pode acontecer, e pode nem ser verdade ou nunca acontece. E se nos encontrarmos nessa posição letárgica, já estamos perdendo propósito e intenções, energia e controle, entregando-os a alguém ou a alguma outra coisa.

A essa altura, acredito que todos estejam mais conscientes do quanto os pensamentos são poderosos e de como, no fim das contas, os sentimentos conduzem os pensamentos, podendo criar uma perspectiva negativa ou positiva, dependendo de suas origens. Isso nos leva a perceber que tudo está relacionado com as conversas que se tem consigo. De onde elas vêm e com que intenção e propósito? Por que não lutar contra essa mentalidade de vítima e abraçar e visualizar totalmente o futuro, em vez de ficar preso ao passado? Vamos usar nossa energia para curar, criar e aumentar a positividade neste mundo abundante. Vamos usá-la para criar um mundo de possibilidades e experiências fantásticas e ilimitadas para o nosso corpo e para a nossa mente. Afinal, somos o que pensamos. Então vamos pensar sobre quem realmente queremos ser.

Saúde do cérebro: o poder das palavras e de se recusar a se autovitimizar

Aprendizados:

1. Somos o que pensamos. Por isso devemos nos concentrar e reforçar nossa autoconfiança nos aspectos positivos de nossa identidade, pois nosso estado de espírito tem um papel vital na determinação da saúde e do bem-estar geral. Pense positivo, viva positivo. Positividade é fundamental. Caso contrário, abriremos mão da saúde, do poder, da energia e do controle sobre a própria vida.

2. Não precisamos nem devemos acreditar em tudo o que pensamos. Lembre-se das quatro perguntas do Dr. Daniel Amen:
   a) (Este pensamento) é verdade?
   b) Posso ter certeza de que ele é a pura verdade?
   c) Como reajo ao ter esse pensamento?
   d) Quem eu seria sem esse pensamento? Como eu me sentiria?

3. Vamos apoiar uns aos outros e aliviar a pressão que acumulamos para alcançar o que a sociedade considera sucesso. Temos interpretações diferentes e singulares de sucesso e devemos motivar uns aos outros a lutar de verdade por objetivos que nos tragam felicidade, alegria e bem-estar a longo prazo.

4. Cuidemos do cérebro da mesma maneira que cuidamos do corpo, apesar de muitas vezes as mudanças não serem visíveis. Siga algumas das dicas sugeridas para aumentar o desempenho do cérebro e controlar a mente de modo consciente. Um passo de cada vez. Sem pressão.

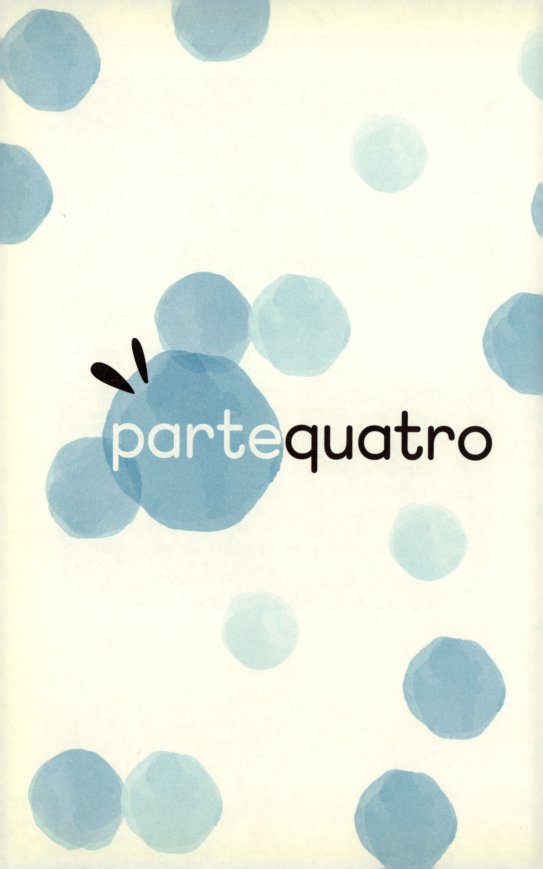

singularidade universal

capítulo 14

Libertar a mente para conquistar a liberdade

Até agora, passamos juntos por uma jornada elucidativa, descrevendo um pouco de como e por que o mundo parece dividido e mais polarizado do que nunca. Como nossas "obrigações" sociais – que não são realmente obrigações, mas impressões e influências impostas por fatores externos –, em conjunto com nosso consumo incessante de conteúdos vazios, estão nos levando ao estado em que nos encontramos, de radicalismo e extremismo externo, em que não somos muito suscetíveis a mudanças.

Também abordamos como essa mentalidade negativa e não altruísta tem causado impactos severos em várias esferas da sociedade. Mas também temos sido extremamente positivos e abertos ao mostrar maneiras de reverter nosso atual estado de inércia e nos libertarmos de estar o tempo todo no piloto automático. Nossas singularidades têm de ser expressas, mas devemos levar a tarefa a cabo agindo com mais respeito e congruência para que cada um seja capaz de fazer a própria magia brilhar no mundo e nos outros; sempre com a melhor das intenções. Para que isso ocorra, devemos estar no controle da nossa própria fé e do nosso destino. Devemos assumir o controle da nossa vida.

A essa altura, espero que todos vejam a mudança como algo positivo, algo que permite o crescimento e pelo qual devemos nos esforçar, apesar do medo que muitas vezes acompanha a mudança e a evolução. Mais importante ainda, precisamos estar abertos a essas ideias e outras novas que nos são apresentadas. Ninguém disse que mudar é fácil. Repetindo a citação de Robin Sharma:

"Toda mudança é difícil no começo, confusa no meio e linda no final".[58] Apenas um terço dessa equação parece um lugar desejável para se estar, mas, certamente, quando chegarmos lá, seremos gratos pelas dificuldades que tivemos de enfrentar para atingir esse objetivo e que ajudaram a moldar o nosso caráter. Tomara que, assim, possamos refletir quanto ao como e o porquê de devermos implementar novos hábitos em nossa vida. E devemos refletir, também, que isso se dará por meio de mudanças comportamentais. E não há nada melhor do que nos unir para fazer isso. A união nos trará conforto e nos ajudará a manter a motivação e a vontade.

Livrando-se de expectativas e ambições desnecessárias

Estamos vivendo em um mundo de gratificação instantânea. Já cobrimos algumas das mazelas desse hábito a que tendemos sucumbir nos dias de hoje, seja de modo consciente ou não, e, com certeza, em diferentes níveis de intensidade. Essa é certamente uma das desvantagens da tecnologia, apesar de toda a conectividade e os fatores positivos e facilitadores que ela traz consigo. Mas, desde a era digital e a aquisição de smartphones, fomos preparados para estar sempre em busca de algo que satisfaça ao cérebro e, consequentemente, a nós mesmos, consumindo esse fluxo de mídia interminável. Por que esse anseio tão grande pelo imediatismo? Existem algumas possíveis respostas diferentes para essa pergunta.

Em primeiro lugar, a tecnologia facilitou demais as coisas para nós. Quem teria pensado que teríamos conteúdo ilimitado para percorrer apenas com um rolar eterno de dedo na tela de um dispositivo? Ato que, na maioria das vezes, fazemos sem nem pensar. Sem contar que é um dispositivo pequeno o bastante para ser carregado no bolso! É automático. Algo muito fácil e simples de usar e consumir.

Em segundo lugar, a tecnologia trouxe escalabilidade, mas também aumentou nossa automaticidade e se tornou nossa nova zona de conforto, um novo lugar para irmos e nos isolarmos quando estamos em dúvida, entediados ou tristes. Sem mencionar todas as outras coisas das quais estamos sendo privados quando dedicamos tanto tempo e tanta atenção aos nossos dispositivos: conexão humana, reuniões sociais, estar totalmente presente e viver o momento, sair e descobrir novos hobbies e novas atividades, entre tantas outras experiências.

---

[58] SHARMA, R. **O clube das 5 da manhã**: controle suas manhãs, mude sua vida. Rio de Janeiro: BestSeller, 2019.

Libertar a mente para conquistar a liberdade

A tecnologia deveria ser um facilitador. Deveria desempenhar o papel de coadjuvante, não ser a estrela do show. Esse é talvez o ponto mais crítico. Todos temos consciência disso, mas estamos em negação. Tendemos a saber quando estamos consumindo tecnologia demais ou usando muito de nossos aplicativos de mídia social ou qualquer outra coisa que nos mantenha presos ao celular. Porém, há sempre o medo de perder algo incrível, bem como a esperança de que o próximo conteúdo que veremos seja o mais emocionante e intrigante, e então se torna uma batalha de vontades, e deixamos claro que esta batalha contra a indústria tecnológica e seus algoritmos por nossa atenção e controle é extremamente difícil de ser vencida.

O que estamos concluindo é que nossas expectativas estão consumindo nosso tempo e nossa atenção e, ainda mais importante, nos colocando no piloto automático, um ponto em que parece que estamos em um labirinto sem saída à vista. O arquiteto da mente, Peter Crone, descreve brilhantemente: "As expectativas são uma extensão da parte de nós que está sob a impressão de que há algo que queremos e que está fora do agora. Estamos gerando tempo psicológico sob a ilusão de que onde estamos não é onde deveríamos estar ou quem deveríamos ser".[59] As expectativas estão nos removendo do presente e nos colocando em um lugar futuro que talvez seja inatingível, ou pelo menos inatingível no modo de gratificação instantânea em que esperamos que as coisas aconteçam. Se formos capazes de perceber isso e ficarmos satisfeitos com o nosso crescimento diário e com a nossa capacidade de melhora pessoal, é provável que esse desconforto diminua, assim como nossa mania de criar expectativas. Devemos estar confortáveis com quem somos, ser realistas sobre as mudanças que queremos na vida e o tempo necessário para que se concretizem. Devemos ser positivamente transformadores e íntegros com quem somos e quem queremos ser.

Além disso, há a questão de que muitas vezes criamos expectativas para coisas que acreditamos que precisamos e queremos, sendo que, na maioria das vezes, esse não é o caso. A mente gosta de nos pregar peças, lembra? Não devemos aceitar tudo o que ela diz. Não deveríamos dar ouvidos a tudo o que pensamos, precisamos ter a capacidade de filtrar esses pensamentos um pouco melhor. Todo mundo já passou pela experiência de ficar muito tempo perseguindo algo e, quando alcançou o resultado almejado, não se sentiu tão

---

[59] FREE yourself with this method: mind architect Peter Crone | Aubrey Marcus Podcast. 2020. Vídeo (1h41min.43s). Publicado pelo canal Aubrey Marcus. Disponível em: www.youtube.com/watch?v=Q0GN05_YOCk. Acesso em: 19 jul. 2022.

contente, satisfeito, feliz ou grato conforme esperava, não é? Seja um relacionamento, algo material, a aprovação de alguém, ou inúmeros outros exemplos.

O problema é que, dependendo de quais objetivos e resultados estamos falando, podemos lidar com uma vida e uma carreira sendo lideradas por falsas expectativas e aspirações insatisfatórias. Precisamos mesmo comprar aquele carro que vimos da última vez que em passamos pela concessionária? E aquela calça vintage de grife? Ter a casa própria à custa de tudo, acumulando uma dívida que pode muito bem ser impossível de pagar? E ter uma família com dois filhos, como muitos de nós fomos ensinados ser a única maneira de viver a vida? Ter de fazer carreira, passar trinta ou quarenta anos na mesma empresa tradicional fazendo algo que nem temos certeza de que gostamos ou que nos traz alegria? Se essas são suas ambições e objetivos, vá em frente. De todo coração. Mas tente ter certeza dos motivos pelos quais você quer essas coisas, ou pelo menos passe por essas escolhas de modo consciente, pois você certamente não quer ter de, mais para a frente em sua vida, perceber que esteve no piloto automático trabalhando em direção a algo que você não queria de verdade.

A Dra. Laurie Santos deixa isso bem claro ao explicar que:

> a desconexão entre querer e gostar é um grande problema. Significa que seremos naturalmente motivados a ir atrás de coisas com uma força incrível e uma automaticidade enorme e, quando fizermos isso, não será em detrimento do que gostamos. Isso significa que não temos sistemas cerebrais que nos dizem para ir atrás de coisas que nos farão sentir bem de verdade, e sim o que achamos que nos fará sentir bem. Temos que fazer isso por nós mesmos, intencionalmente. Dá trabalho.[60]

Pode ser um pouco desconcertante, mas, no fim das contas, é um chamado à ação para que retomemos as rédeas da nossa vida antes que tenhamos perdido muito do tempo que temos com conquistas indesejadas. E, sim, dá trabalho. Sempre dará trabalho, e provavelmente não haverá uma fórmula pronta para pôr em prática. É a jornada da vida e da autodescoberta, e essa é a parte mais gratificante.

Então, agora imagine-se em um dia qualquer, rolando a tela do celular, distraidíssimo, esperando encontrar algum conteúdo que considere fonte de

---

[60] THE SURPRISING truth about happiness with professor Laurie Santos | Feel Better Live More Podcast. 2021. Vídeo (1h39min39s). Publicado pelo canal Dr Rangan Chatterjee. Disponível em: www.youtube.com/watch?v=dthI6xZ_CrM. Acesso em: 19 jul. 2022.

alegria, gratidão e satisfação, ou pelo menos prazer, apenas para ficar perturbado à medida que suas expectativas aumentam. Acrescente isso ao fato de que o cérebro muda vorazmente de um conteúdo para outro, exigindo níveis altíssimos de energia para se concentrar em todo esse conteúdo em questão de segundos ou milissegundos, que é o tempo que em geral levamos para decidir se vale ou não a pena dispensar tempo a algo. Não parece algo que desejaríamos para nós mesmos. Com certeza, os pais de crianças e adolescentes hoje em dia estão passando por essa turbulência, pois agora temos mais acesso à informação e conhecemos o lado negativo disso. Converse com qualquer pai de adolescente, e esse com certeza será um tópico abordado.

O último livro da jornalista científica Catherine Price, *Celular: como dar um tempo*, traz questionamentos interessantes que podem ser usados quanto ao consumo desenfreado de conteúdo via smartphones, e que também podem ser extrapolados para outras expectativas e aspirações nossas que podem não ser cumpridas. Sempre que pegamos o celular ou estamos prestes a agir ou colocar nossa intenção em algum objetivo ou ambição, temos de nos fazer três perguntas:[61]

- Para quê?
- Por que agora?
- O que mais posso fazer?

Três perguntas muito simples, mas que podem nos ajudar a voltar aos trilhos antes de nos desviarmos para esse comportamento negativo, já que, uma vez que começarmos, será mais difícil de parar. *Para quê?* Por que estamos tomando essa ação? Por que estamos escolhendo o celular? É para ligar para alguém que amamos e ter uma conversa significativa? É para falar com alguém de quem gostamos muito e que está passando por uma situação difícil? Ou é porque estamos entediados e achamos que não há nada melhor para fazer naquele instante? *Por que agora?* Por que estamos agindo dessa forma nesse instante? Existe alguma necessidade imediata a que devemos satisfazer? É pela urgência de consumir mais conteúdo? Essa é realmente minha prioridade no momento? *O que mais posso fazer?* Existe outra opção? Essa é a única coisa que eu preciso fazer agora ou a única coisa que eu acho que vai me agradar? Quais são as alternativas? Essas perguntas nos farão refletir mais e remover um pouco da automaticidade que todos acabamos enfrentando em nossa vida cada vez mais dinâmica.

---

61 PRICE, C. **Celular**: como dar um tempo. São Paulo: Fontanar, 2018.

Devemos estar confortáveis com quem somos, ser realistas sobre as mudanças que queremos na vida e o tempo necessário para que se concretizem.

Libertar a mente para conquistar a liberdade

Continuando nossa perspectiva positiva, pode haver algum conforto no fato de que não somos os culpados, ou pelo menos não inteiramente. Nos dias de hoje, existem vários fatores externos que contribuem para essa falta de reflexão e consciência em nossas ações e impulsos. Temos de nos lembrar do quanto é difícil ser conscientes em nossas ações e de que não devemos nos culpar demais, criando e construindo nossa autoculpa. Seja pelas campanhas de marketing enganosas da indústria alimentícia, pela indústria midiática nos afogando em suas histórias negativas e trágicas, a indústria farmacêutica preparando nosso cérebro para nos convencer de que, independentemente do que aconteça, há uma pílula mágica ou um tratamento para qualquer coisa, ou a indústria tecnológica consumindo nossa força de vontade e capacidade de escolher sabiamente por nós mesmos. Tudo isso é verdade e deve ser trazido à tona. Essas são algumas das batalhas que enfrentamos todos os dias. E são, até certo ponto, forças incontroláveis, pois continuarão presentes na nossa vida (se permitirmos), e não devemos nos responsabilizar por elas. Vamos nos concentrar no que podemos controlar, no que realmente depende de nós e no que nenhuma força externa pode impactar em detrimento da nossa vontade. Não vamos abrir espaço para que elas se façam presentes e que nos imponham regras. Vamos controlar, ou tentar melhorar, nossa compreensão de hábitos diários e sistemas de crenças. Conscientizar-nos a respeito desses tópicos nos permite sair na vantagem. Livre-se do mal e foque no bem. Concentre-se em você. Concentre-se em nós e em como podemos nos esforçar para trazer mudanças pessoais e sociais transformadoras, um passo de cada vez. E, então, talvez possamos começar a criar alguma mudança maior em uma dimensão social.

Mas como condicionar-se a nem sempre se culpar, a se livrar da inércia e progredir em direção aos momentos finais de *felicidade arrepiante*, que é o que todos nós buscamos? Como criar a base para estar sempre apto a colher essas últimas sensações alegres de puro deleite?

Com mudança. Mais mudança de comportamento. De dentro para fora.

Criando hábitos novos, desejáveis, sustentáveis e autênticos

O cientista comportamental e fundador do Laboratório de Design de Comportamento da Universidade de Stanford, o estadunidense B. J. Fogg, uma das principais autoridades e pensador do mundo na área de mudança comportamental, criou um modelo depois de décadas de estudo nesse campo:

B = MAPA
Comportamento = Motivação + Habilidade + Ação[62]

Modelo Comportamental de Fogg

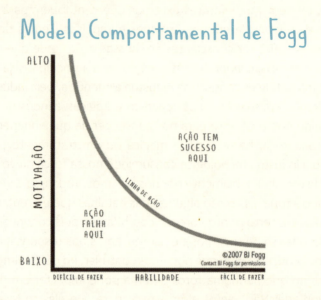

Segundo Fogg, para que um novo comportamento aconteça, esses três fatores devem estar presentes. Conforme retratado no Modelo Comportamental de Fogg, muitas vezes tentamos criar hábitos quando não nos dedicamos em uma dessas três áreas e, portanto, ainda que a mudança comportamental possa ser iniciada, não se sustenta. Precisamos que os três fatores (motivação, habilidade e prontidão) estejam presentes para que o comportamento seja aprendido e internalizado com sucesso. Em essência, devemos estar altamente motivados, ter a capacidade de fazer o que nos propomos e ser instigados, ou haver um estopim que nos dê esse impulso extra. Se houver baixa motivação e/ou habilidade mínima para criar esse hábito, as chances são de que nenhum estímulo seja forte o suficiente para nos fazer sustentar o novo hábito a longo prazo.

Vamos tornar a explicação mais clara usando um exemplo mais extremo. Imagine um paciente com câncer, ou com diabetes tipo 2, ou que acaba de receber a notícia de uma enfermidade grave ou doença autoimune incurável. Essa pessoa terá de, no mínimo, adaptar a dieta e os hábitos. A motivação certamente está lá, pois ela ama a família e tem filhos pequenos e não gostaria de

---

[62] FOGG, B. J. Fogg Behavior Model. **Behavior Model**. Disponível em: https://behaviormodel.org/. Acesso em: 29 jun. 2021.

Libertar a mente para conquistar a liberdade

deixá-los para a parceira ou parceiro criá-los sozinho. Há também a capacidade de criar essa mudança comportamental. Não é coisa de outro mundo desaprender hábitos alimentares anteriores e absorver novos. Está ao alcance de cada um de nós e pode ser feito uma refeição de cada vez. E há um agravante: permanecer vivo. Não poderia haver maior agravante do que ouvir a notícia de que, se as coisas não mudarem, você não ficará aqui por muito tempo.

Do outro lado do espectro, imagine um estudante universitário que está um pouco acima do peso e fez uma resolução de ano-novo para perder seis quilos e ter abdome tanquinho no primeiro trimestre do ano que começa. Ele quer estar em forma para o verão. Ele quer se matricular na academia, comprou roupa de ginástica, fez um plano de refeições robusto e está muito animado para começar. Ele entra muito entusiasmado e motivado, e nas primeiras semanas está com força total! Mas então a motivação começa a cair à medida que enfrenta algumas dificuldades, além de ter outras obrigações. Ele se lembra do alto investimento feito nessa nova resolução e encontra motivação para continuar por mais algumas semanas, porém, conforme as dificuldades aumentam e a falta de resultados dá as caras, a motivação diminui até um ponto difícil de se recuperar.

Esses são exemplos de ambos os extremos do espectro, mas servem de base para mostrar duas situações opostas. Uma em que todos os três fatores convergem para formar um novo comportamento e, finalmente, o paciente é curado de sua doença. Outra em que a motivação inicialmente é alta, mas sofre uma queda drástica; e a ação também não era grande desde o início. À medida que a motivação começou a diminuir, a capacidade de manter o novo hábito também se tornou mais difícil.

O ideal é que o novo comportamento desejado aconteça quando esses três elementos convergirem. Eles trabalham juntos, com uma forte relação e interdependência. Há uma grande beleza na relativa simplicidade do Modelo Comportamental de Fogg. Mas, ao mesmo tempo, há uma complexidade subjacente que pode não estar explícita em primeira análise e, portanto, é importante aprofundar um pouco mais suas diferentes variáveis.

Para esclarecer cada uma das variáveis, é importante entender o que significam. A motivação é o desejo de assumir o comportamento. A habilidade é a capacidade de pôr em prática um comportamento específico. E o estopim é o pontapé inicial para pôr o comportamento em prática. Tudo nas próprias palavras de Fogg.

O próximo ponto importante é que o lugar que queremos estar para assumir novos comportamentos está acima da Linha de Ação. Essencialmente, é aí que nossa motivação é alta e consideramos fácil pôr o comportamento em prática (nossa capacidade é alta). Assim, podemos inferir rapidamente que, quanto maior a motivação e a facilidade para assumir um comportamento, mais acima da Linha de Ação estaremos.

Também é fundamental compreender que Motivação e Habilidade têm uma relação compensatória. O que significa que elas se equilibram e se compensam. Então, se uma for fraca, e a outra, muito alta, há chances de que seremos capazes de pôr o comportamento em prática. Ou seja, se tivermos um estopim forte e consistente, assunto do qual trataremos em breve. Colocando em termos mais simples, quanto mais motivado se está para fazer algo, maior a probabilidade de ter tal comportamento. E quanto mais difícil for fazer algo, menor a probabilidade de ter tal comportamento. Então, novamente, vemos que a facilidade de fazer algo é tão impactante quanto a motivação que temos para pôr o comportamento em prática. Em um mundo ideal, queremos manter tudo alto e em equilíbrio, mas se conseguirmos fazer compensações, estaremos em boa posição para alcançar um resultado satisfatório.

Exemplificando: imagine um neurocirurgião realizando uma cirurgia que salvará a vida de gêmeos siameses. A motivação é enorme, pois é seu desejo final salvar essas duas vidas. Evidentemente, a capacidade de realizar tal cirurgia é uma tarefa dificílima. Mas esse é um exemplo em que a motivação compensa a habilidade, e esperamos encontrar o resultado acima da Linha de Ação, e o cirurgião sendo capaz de salvar as duas vidas.

Ainda temos a ação, que Fogg gosta de descrever como "o fruto mais fácil de alcançar do Modelo Comportamental". Um estopim é a sugestão para pôr determinado comportamento em prática. Todo comportamento precisa de um impulso para ocorrer. Por exemplo, quando o alarme toca, você acorda. Se você esquecer de ajustar o alarme, e ele não tocar, você não acorda. Não há um estopim. Da mesma forma, quando você sente sede, você toma um gole de água ou de alguma bebida. Se você não está com sede, provavelmente não toma aquela bebida, pois, novamente, não há um estopim. É aquela zona de tentação que vivenciamos diariamente quando falamos de maus hábitos e o que podemos chamar de facilitadores ao lidar com bons comportamentos. A comida é um exemplo incrível aqui. Se começarmos a comer qualquer lanche industrializado ou processado, muitas vezes continuaremos a comer compulsivamente. Isso vale também para manter um pote cheio de doces na mesa de centro da sala. Parece que é a única coisa em que podemos nos concentrar e que os doces estão implorando para serem comidos. Mas assim que tiramos o pote de vista, após ter comido um pouco, ou passamos a guardá-lo no armário da cozinha, parece que temos maior controle sobre nosso comportamento. Esse é o estopim. Removendo-o, removemos o comportamento. O que

Libertar a mente para conquistar a liberdade

funciona muito bem para interromper maus hábitos. Mas quando queremos começar um novo hábito, é igualmente importante haver o estopim.

Como Fogg sugere em seu livro revelador, *Micro-hábitos: as pequenas mudanças que mudam tudo,* sentir-se bem-sucedido é mais importante do que a repetição ao tentar criar um novo hábito. Ele escreve: "Há um componente emocional em ter sucesso que cria uma mudança de identidade. Um ciclo de feedback positivo que conecta o hábito e motiva você a continuar".[63]

Existem algumas lições importantes a serem aprendidas. Ao contrário do que a maioria de nós pensa, não se trata de quantas vezes repetimos algo, mas de quão incrementais são nossas vitórias dentro dessa formação de novos hábitos e mudanças comportamentais e da emoção que exercemos a partir desses comportamentos ou hábitos recém-formados. Sim, a repetição leva à maestria, mas sentir-se bem-sucedido leva à implementação mais fácil de novos hábitos. Essa é a emoção que queremos ter presente de maneira mais automática no dia a dia. E, o mais importante, ela nos leva a viver uma vida alegre.

Daí o nome, *Micro-hábitos*. São necessários passos pequenos, práticos e fáceis que permitam a você se sentir bem, ter orgulho de si mesmo, sustentar alta motivação por longos períodos e permitir que suas ações estejam sempre do lado desejado da curva. Em vez de tentar correr uma maratona no primeiro ano em que pratica corrida, considere começar com um quilômetro, depois três quilômetros, quatro quilômetros, e ir aumentando progressivamente. Mas que tal simplesmente arrumar a bolsa de treino e manter os tênis de corrida ao lado da cama na noite anterior? Em vez de tentar escrever um livro inteiro, que tal começar com a escrita livre ou com um blog ou a publicação de artigos? Escrever uma ou duas frases por dia e depois partir daí, progressivamente. Em vez de escrever as canções para um álbum inteiro, que tal fazer alguns versos de uma música primeiro? Em vez de tentar aprender a correr, que tal aprender a andar primeiro? Em vez de esperar se tornar um Masterchef, que tal cozinhar para a família e os amigos ou simplesmente tentar fazer o melhor ovo frito possível? "Comece pequeno e cresça ao sentir que está alcançando o sucesso." Fogg continua: "Diminua suas expectativas e aceite que você conseguiu superá-las. Não eleve o nível de si mesmo. Prepare-se para alcançar o sucesso".[64]

---

[63] FOGG, B. J. **Micro-hábitos**: pequenas mudanças que mudam tudo. Rio de Janeiro: HarperCollins Brasil, 2020.

[64] THE DOCTOR'S Pharmacy. How to Make Behavior Change Stick. Entrevistador: Mark Hyman. Entrevistado: B. J. Fogg. 6 jan. 2021. *Podcast*. Disponível em: https://drhyman.com/blog/2021/01/06/podcast-ep152/. Acesso em: 19 jul. 2022.

Manifesto da felicidade

Pode-se ganhar muito tempo ao abordar a vida por meio de etapas incrementais menores, em vez de criar metas excessivamente ambiciosas que parecem exageradas e, então, por meio da diminuição da motivação, parecem ainda mais inatingíveis. Claro que existem casos e casos. Mas estamos falando aqui de implementação de novos hábitos. Ao adotar apenas a última abordagem, estamos nos preparando para o fracasso. Estamos exigindo muito de nós mesmos em pouco tempo, criando expectativas extremamente altas sem a humildade e paciência necessárias para entender que as coisas levam tempo e precisam ter consistência, e que a única maneira de manter a disciplina é conquistando pequenas vitórias diárias.

É uma questão de criar harmonia com pequenos hábitos executáveis, juntamente com uma prática de visualização ambiciosa, tendo em mente que a jornada não é nada fácil, mas é linda. Não parece uma vida melhor ter vitórias constantes, pequenas e diárias que o manterão feliz, em vez de buscar uma grande vitória em quem sabe quanto tempo? Essas pequenas vitórias diárias nos manterão animados, cheios de energia, orgulhosos e irradiando luz e positividade, enquanto a grande vitória que todos querem é muito mais difícil de ser conquistada e cria exatamente o efeito contrário. As grandes vitórias consomem energia. Elas criam desilusão e dúvida e comprometem a capacidade, e se começarmos a nos comparar com os outros, estaremos condenados a algo que nenhum de nós deseja.

Conforme Fogg, há três maneiras de mudar o comportamento. Uma é através de epifania, que é muito, muito difícil de acontecer. Outra é através de pequenos hábitos, o que acabamos de abordar, e a última é através do redesenho de nosso ambiente, ou, como os psicólogos gostam de denominar, *modificação de situação*. Isso vai ao encontro do que mencionamos anteriormente sobre não se culpar excessivamente pelos próprios fracassos ou acreditar que temos tal e tal identidade apenas porque não conseguimos cumprir nenhum objetivo ou tarefa.

Fogg escreve: "Não se trata de força de vontade ou disciplina, mas de modelos. Projete novos hábitos em sua vida, mas não os force, use disciplina, motivação ou força de vontade. É um desafio de modelo comportamental, e não um teste de caráter".[65]

Em essência, ele reafirma sua posição sobre por que não se resume à repetição. E, por modelo, podemos entender que tomar medidas também exigirá alterar o ambiente físico externo. Se a intenção é perder peso, não

---

[65] *Ibidem*.

seria mais fácil simplesmente não comprar aqueles potes de sorvete, barras de chocolate ou refrigerantes em vez de tê-los na despensa ou na geladeira apenas para aumentar a probabilidade de consumi-los de maneira impulsiva quando se tem vontade? Se a intenção é manter a rotina de treino, não é mais fácil preparar a bolsa de ginástica no dia anterior e levá-la consigo para o trabalho? Se a intenção é começar uma prática de diário de gratidão pela manhã, não seria mais fácil colocar o diário e uma caneta ao lado da cafeteira e fazer a lista enquanto prepara o café na manhã seguinte? E se a intenção é criar essa onda de mudança comportamental positiva, não seria mais fácil cercar-se das pessoas certas que realmente querem o seu bem e o incentivarão em seu crescimento diário?

Fogg nos deixa com duas máximas que devemos seguir para desenvolver e estar sempre criando novos hábitos, tanto dentro de nós quanto nos outros:

1. Ajude as pessoas a se sentirem bem-sucedidas;
2. Ajude as pessoas a fazer o que elas já querem fazer.

Vamos manter essas máximas em mente, pois, além de ter mais sucesso na criação desses novos hábitos, também é um ótimo caminho para uma vida mais alegre, feliz, edificante e energética para nós e para os que nos rodeiam.

Livrando-se de hábitos indesejáveis

Geralmente é preciso fazer grande esforço para criar hábitos saudáveis, e talvez um ainda maior para se desconectar e se livrar de velhos hábitos indesejáveis. A terminologia aqui também é muito importante, como descreve o especialista nesse campo de modelo comportamental, Dr. Fogg. Conforme afirmado anteriormente, às vezes temos hábitos dos quais cremos gostar e apreciar de verdade, e algo dentro de nós nos diz que não queremos nos livrar deles, mas que, ainda assim, são hábitos pouco saudáveis e, por isso, estamos em negação, ou somente mal-informados a respeito deles. Ao se desconectar e se livrar deles, em vez de parar abruptamente, usamos a mesma estratégia de diminuição gradual até o ponto que, por fim, se torna mais fácil não ter esse hábito repetitivo negativo.

Jay Shetty, nosso querido monge-que-virou-propagador-da-sabedoria, tem uma ótima estratégia para quem está tentando mudar um determinado comportamento. Ele o chama de método Localizar, Parar, Trocar. Primeiro, é preciso estar ciente de que o comportamento é errôneo, que está trazendo resultados negativos ou o impedindo de obter as aspirações e os resultados desejados. Uma vez ciente, você está pronto para ir para o próximo passo e pôr um fim a esse comportamento. De preferência, pouco a pouco. E então, o passo final é substituir esse comportamento por outro, para preencher o vazio por algo mais saudável e benéfico, ou então há chances consideráveis de retomar o hábito prejudicial. Parece bastante simples e intuitivo, mas faz maravilhas. Cada uma das três etapas é crucial para obter resultados agradáveis e ser capaz de sustentá-los. Ter essa consciência e diálogo interno é fundamental em muitos aspectos da vida. Ter resiliência para interromper alguns comportamentos repetitivos também exige muito esforço. E então trocá-lo por outra coisa exige coragem e o modelo comportamental para se contentar com uma alternativa que o impedirá de voltar aos velhos hábitos indesejados.

O Dr. Mark Hyman compartilha uma de suas experiências profissionais em que ficou sabendo do seguinte processo: uma funcionária do Walmart que comia compulsivamente um pacote grande de Doritos por dia, depois de ser apresentada a alguns conceitos de medicina funcional e mudança comportamental, começou a tentar mudar o comportamento e passou a comer menos um nacho por dia. Isso mesmo, um mísero nacho a menos por dia. Pode haver centenas deles em um pacote, mas ela decidiu comer um a menos por dia. Então, no primeiro dia, ela deixou um no pacote. No segundo dia, ela deixou dois. No terceiro dia, ela deixou três, e assim sucessivamente até atingir seu objetivo de não comer mais Doritos. Mais uma vez, tudo se resume a essas pequenas e valiosas vitórias diárias, encontrar os estopins que nos levam a ter esses comportamentos indesejados e, pouco a pouco, desconectar-se de cada um deles, começando pelo mais fácil.

Temos impulsos e agimos de maneira reativa a depender da situação, mas, ao aplicar alguns desses métodos e princípios, certamente podemos recuperar o controle de nossas ações.

Reenquadrar e repensar

Reenquadrar vem do termo "quadro". Um quadro é o ponto de vista de alguém, sua perspectiva, como vê as coisas e forma opiniões sobre qualquer assunto.

Oren Klaff, especialista em argumentos de negócios e autor de alguns dos principais livros de negócios sobre o assunto, como *Flip the Script* e *Pitch Anything*, faz um ótimo trabalho ao explicar as várias maneiras de obter controle de quadros. Apesar de seus ensinamentos e sua experiência

Libertar a mente para conquistar a liberdade

serem principalmente relacionados a apresentações de negócios, certamente há um grande paralelo a ser feito já que estamos constante e diariamente criando negócios para nós mesmos. Ao tentar obter o controle de quadros, somos automaticamente obrigados a tentar entender os argumentos do outro lado. Que valor a perspectiva agregada deles traz? Que outro ponto de vista pode haver, contrário ao que é visível para mim? O que vou aprender se me colocar no lugar de outra pessoa? Podemos chamar esse processo de reenquadramento. Ao optar por estar aberto a novas perspectivas, podemos descobrir coisas que não conseguíamos enxergar antes. E esse processo de descoberta, se feito com a mente aberta, também pode ser esclarecedor.

O psicólogo israelense, economista e autor best-seller do *New York Times*, Yuval Harari, explica que, mesmo que você descubra que está errado, há algum benefício nisso. "Estar errado é a única maneira de ter certeza de que aprendi alguma coisa... Eu mudo de ideia a uma velocidade que enlouquece meus colaboradores. Meu apego às minhas ideias é provisório. Não há amor incondicional por elas." E não estamos todos aqui para continuar aprendendo? Ser eternos alunos e adquirir mais sabedoria para depois compartilhá-la e passá-la adiante?

Voltando ao nosso caso, essa mudança pode não ser tão fácil quando há outros atores externos envolvidos. Isso se torna completamente palpável quando estamos diante de uma posição ou argumento externo contrário ao nosso. Podemos ser relutantes, reativos, até combativos, mas não há como contrariar o fato de que alguém sentado à sua frente pode ver as coisas de maneira diferente e ter os próprios argumentos. Se eles são poderosos ou sustentáveis é outra questão, mas há outra perspectiva.

Quando estamos lidando com nossa própria mente, nossos pensamentos e nossas conversas internas, isso se torna mais intrínseco e pode ser mais difícil de detectar. Mas *tudo* pode ser reformulado. Qualquer situação sempre nos dá a oportunidade de ver as coisas sob uma luz mais brilhante. Há sempre outra opção. Felizmente, isso é expresso claramente abaixo, com o relato que a Dra. Edith Eger faz do tempo em que passou no campo de concentração de Auschwitz. É difícil imaginar uma situação mais difícil do que essa para se tentar criar uma perspectiva mais positiva. Além de não permitir pensar em si mesma como vítima, Edith optou por um caminho de bravura, resiliência, amor e empatia. Ela escolheu uma perspectiva que lhe foi libertadora, apesar da situação que vivia naquele momento, e que lhe trouxe vontade e determinação para viver. Ela escreveu:

Temos impulsos e agimos de maneira reativa a depender da situação, mas, ao aplicar alguns desses métodos e princípios, certamente podemos recuperar o controle de nossas ações.

Libertar a mente para conquistar a liberdade

> *A vida não é de fora para dentro. Mas descobri meus recursos internos em Auschwitz. Que eu era capaz de decidir que eles (os guardas) eram os prisioneiros, e não eu. E eles nunca poderiam matar meu espírito. Então, não é o que acontece, mas o que você faz com a experiência. Auschwitz foi uma oportunidade. E hoje temos a oportunidade de realmente decidir se estamos nos apegando ao ódio ou reconhecendo que o ódio está nos consumindo. E como ser um sobrevivente e não uma vítima de nada, nem de alguém, nem de qualquer circunstância. Auschwitz foi uma oportunidade para eu descobrir dentro de mim um poder que nenhum nazista pôde tirar.*[66]

É difícil pensar em palavras mais poderosas e significativas do que essas, vindas de uma situação tão terrível e extremamente negativa. Suas palavras ecoam sabedoria, além de trazer uma bela sensação de inspiração, e deveriam ser uma lição para todos nós sobre como não ser pessimista, sobre como reagir e reformular qualquer situação em que nos encontramos. Novamente, não sou psicólogo, como a Dra. Eger é agora, nem passei por momentos extremos como ela, nem sou cientista social para poder analisar isso cientificamente, mas não é preciso muito para acreditar que a atitude, perspectiva e extraordinária capacidade que ela teve para ressignificar aquela situação foi o que lhe permitiu sobreviver àqueles anos devastadores, depois de ter visto os pais serem mortos em câmaras de gás.

Isso também deve nos fazer perceber outra coisa: muitas vezes reclamamos demais, damos valor a coisas que não deveríamos; muitas vezes reagimos às situações de maneira errada ou excessiva, enquanto talvez nem devêssemos estar reagindo. Há muito a ser tirado dessa passagem. No mínimo, deveríamos mantê-la por perto para ler em momentos de desilusão ou confusão. Sempre há esperança, e sempre há outro caminho, outra perspectiva.

Fundamentalmente, isso deveria ser revelador no sentido de que devemos estar mais abertos, tanto para os enquadramentos dos outros, quanto para os bloqueios que construímos dentro de nós mesmos. Nos limitamos de maneira desnecessária. Estabelecemos limites invisíveis que a mente nos diz que são inquebráveis, e continuamos acreditando que eles existem.

Em outra bela lição e passagem, em uma das entrevistas mais esclarecedoras que já presenciei, Edith, quando lhe perguntaram como define

---

[66] AUSCHWITZ survivor reveals the secret to overcoming any obstacle in life | Dr. Edith Eger. 2020. Vídeo (1h29min39s). Publicado pelo canal dr Rangan Chatterjee. Disponível em: www.youtube.com/watch?v=yUSqNnEY8y0. Acesso em: 19 jul. 2022.

a liberdade, diz ao Dr. Rangan Chatterjee: "Ao deixar de lado o campo de concentração que você cria na própria mente. Isso que é perdão. Você se dá um presente ao não carregar as pessoas que odeia, você as liberta. O perdão nada tem a ver com eu o perdoar pelo que fez comigo. Cabe a mim me libertar para não ser prisioneira ou refém do passado. Eu não moro em Auschwitz. Eu atravesso o vale da sombra da morte. Eu não acampo lá nem construo uma casa lá. Mas não esqueço nem supero. Eu aceito. Chamo isso de meu mundo querido... Como sobrevivente de Auschwitz, estou aqui para lhe dizer que a pior prisão não é aquela em que os nazistas me colocaram. A pior prisão é aquela que eu construí para mim. A prisão está na nossa mente. E a chave está no nosso bolso. Nós criamos os 'nazistas' dentro de nós."

É difícil ler essas palavras. Tente, e apenas tente, colocar-se na situação dela e não se emocionar. A bravura e o amor que ela exala com palavras e perspectivas tão poderosas são absolutamente empoderadores. Sua definição de liberdade é libertadora e nos mostra que, no final, tudo depende de nós. Se ela conseguiu superar essas dificuldades, por que não podemos superar as dificuldades muito menos dramáticas que enfrentamos? Mais uma vez, nossos pensamentos e sentimentos ditam nossa qualidade de vida, então por que permitiríamos que alguém tire nossa liberdade se temos o poder de nos libertar dessas externalidades negativas?

Esse evento é um daqueles que nos fazem pensar que existem certas situações que devemos reformular, caso contrário, não as superaremos. O psicólogo organizacional Adam Grant, um dos pensadores mais brilhantes da nossa era e autor de vários best-sellers, como *Dar e receber*, *Originais* e, mais recentemente, *Pense de novo*, tem uma abordagem e visão científica extremamente interessante para se reenquadrar e repensar qualquer tema. Segundo ele, humildade intelectual e curiosidade são duas práticas das quais podemos nos beneficiar muito. Além disso, são dois valores e características pessoais que todos podemos aperfeiçoar com consistência. Ele continua dizendo que "se o orgulho é o que alimenta o excesso de confiança, a humildade é o que nos dá liberdade e flexibilidade para repensar opiniões e suposições que devemos questionar".[67] E essa prática de repensar nossas crenças também traz benefícios consideráveis.

Em vez de ficar preso em um ciclo indesejável de excesso de confiança, se esforce para ficar preso em um ciclo de repensar constantemente. É claro

---

[67] THINK Again: JJ Abrams Takes Adam's Job | WorkLife with Adam Grant. 2022. Vídeo (40min52s). Publicado pelo canal TED Audio Collective. Disponível em: www.youtube.com/watch?v=2pzAMoHt1ss. Acesso em: 19 jul. 2022.

Libertar a mente para conquistar a liberdade

que não é tão fácil quanto parece. Estamos enraizados em nossas convicções e crenças por várias razões, seja por tê-las absorvido dos pais durante a criação, das pessoas que nos cercam ou de qualquer outro meio de onde tendemos a obter conhecimento e informações. Mas entrar nesse ciclo de repensar é a única maneira de estar aberto a novas perspectivas e de não ficar preso a nenhuma crença em particular sem dar a oportunidade para que outra pessoa nos mostre a própria crença e qualquer raciocínio que a tenha levado a pensar de tal maneira.

Grant também nos ilumina com o que ele chama de *preguiça cognitiva*, dizendo que "frequentemente preferimos a facilidade de nos apegar a uma visão antiga à dificuldade de lidar com as novas" e que "ouvimos opiniões que nos fazem sentir bem, em vez de ideias que nos fazem pensar muito... Nossas formas de pensar tornam-se hábitos que podem nos sobrecarregar, e não nos preocupamos em questioná-los até que seja tarde demais". Mais uma vez, é fácil cair nessa armadilha. Eu posso dizer que caio de vez em quando. E quando isso acontece, sinto vontade de me chutar por ter consciência disso, mas ainda não ser capaz de controlar a situação por completo, permitindo que aconteça repetidas vezes. Mas, assim como qualquer um de vocês e todos nós, também estou em constante evolução. Ou pelo menos tento estar.

Todos esses conceitos são simples quando os repassamos e, certamente, ao ler essas palavras, a tendência é se sentir um pouco culpado por pensar dessa maneira e pela própria incapacidade de colocar em perspectiva e estar mais aberto a qualquer crença ou situação. A situação social global é uma evidência inegável de que a sociedade, em quase todos os cantos do mundo, está enfrentando as mesmas dificuldades. Relutamos em aceitar que nosso caminho não é o único e que todos temos o direito de mudar de ideia, não importa o que tenhamos defendido no passado. Evoluímos e passamos por diferentes aprendizados e processos, portanto, deve ser natural que também evoluamos nossa linha de pensamento em vários aspectos da vida. Mas tão importante quanto a incapacidade de repensar da sociedade moderna é a falta de respeito por quem repensa e o espaço que é dado a esse indivíduo. Isso só gera medo e impede que muitos sejam corajosos o suficiente para permanecerem fortes e admitirem que podem estar errados, total ou parcialmente.

Admitir que estamos errados não é uma tarefa difícil por si só? O medo e a vergonha já são barreiras suficientemente difíceis de superar, e então ainda temos que lidar com nossa própria comunidade nos criticando e atacando por sermos sinceros e verdadeiros, por admitirmos que estamos errados. Infelizmente, é raro alguém se sentir confortável na própria pele ao ser atacado com tanta avidez. Não é agradável e cria muitas dúvidas e barreiras ainda maiores para

Manifesto da felicidade

que as pessoas falem o que pensam e compartilhem experiências e perspectivas diferentes, o que todos sabem que é a marca registrada para encontrar a melhor solução para qualquer situação. Grant sabiamente diz: "Parte do problema é que vivemos em uma cultura em que as pessoas são recompensadas por serem as mais inteligentes da sala. E elas aprendem a usar o conhecimento e a experiência como uma arma em vez de tratá-los como um recurso a ser compartilhado. A moeda do status é saber mais do que qualquer outra pessoa. Admitir o que não sabe, questionar a si mesmo, mostrar qualquer sinal de fraqueza é se preparar para a derrota. E acho que a primeira maneira de fazer as pessoas superarem o medo é precisarmos de pessoas em posição de poder para modelá-lo".

Quando em um cenário como esse – bem comum nos dias de hoje, seja em discussões sobre política, injustiça racial, times esportivos, políticas de imigração ou uma infinidade de outros tópicos –, estamos confortáveis o suficiente para poder concordar com o lado oposto? É preciso muita coragem e grandeza para tomar tal atitude. Mas talvez o que exatamente falte é cada um estar mais emocionalmente flexível, resiliente e tolerante. E, como ele conclui, precisamos de modelos, de pessoas, dispostos a agir dessa maneira e que representem para a sociedade como um todo que mesmo os responsáveis devem ter permissão para cometer erros e que serão ainda mais respeitados se o fizerem. Tal atitude nos encoraja a ver uns aos outros sob a mesma luz e a não colocar líderes e figuras de referência em um pedestal. Afinal, somos todos iguais. E isso vale tanto para nossos feitos e realizações fantásticas quanto para nossos erros e fracassos.

Um primeiro passo importantíssimo é se desprender do passado. Deixar de lado convicções, ou mesmo as dúvidas que não conseguimos elucidar por algum motivo. Todos esses tópicos são excessivamente sensíveis e despertam emoções muito fortes em muitos de nós. Isso é normal, mas devemos ser mais conscientes e capazes de controlar melhor essas emoções. Não podemos permitir que elas nos controlem, ou então começaremos a perder a razão, e quando isso acontece, estamos em um lugar perigoso e errático, que pode ser a origem de toda a negatividade.

O Dr. Joe Dispenza, exponente nesse campo, traz algumas contribuições muito interessantes sob a perspectiva de alguém que está sempre buscando novas pesquisas em epigenética e neurociência. Para esclarecer, epigenética é o estudo de como o comportamento e o ambiente podem alterar a maneira como os genes funcionam, sem alterar o DNA, enquanto a neurociência é o estudo de como o sistema nervoso atua. O Dr. Joe, um dos pioneiros nessa área, explica o seguinte: "Supere a emoção e você pertencerá ao futuro, e não ao passado. Curar a criança interior é curar a pessoa. Você só é a criança

Libertar a mente para conquistar a liberdade

quando sente a emoção. Quando você não tem a emoção, a criança está curada. A criança está livre. Então, trabalhamos apenas as emoções. Essa é a chave. Assim, quando você supera a emoção que o mantém conectado ao passado, você não tem mais uma emoção conectada ao passado. Isso é sabedoria. Então, você saberá. E estará livre". E ele complementa: "Se você não acorda sendo definido por uma visão do futuro, garanto que você será previsível, porque estará nas memórias do seu passado. Quero que as pessoas acreditem e se apaixonem pelo futuro, mais do que pelo passado".

Há muito o que digerir desses ensinamentos. Nossas memórias e emoções estão sempre nos conectando ao nosso passado. Elas nos mantêm carregados, o que fortalece nossas convicções, e então ficamos presos ao passado porque é confortável e nos faz sentir paz e tranquilidade. Em um mundo sempre dinâmico, queremos alguma segurança cognitiva, o que significa que podemos enfim nos acomodar e descansar um pouco, em vez de ter de continuar trabalhando para compreender por que pensamos nessa situação. Ficamos preguiçosos, como disse Adam Grant, cognitivamente preguiçosos. E essa preguiça nos torna complacentes, e então parece que não somos capazes de deixar o passado para nos concentrarmos no futuro. É um ciclo vicioso que tira o melhor de muitos se não estivermos plenamente conscientes ou com a mente aberta o suficiente para não sermos tão presunçosos. A presunção é um dos grandes problemas atuais da nossa sociedade. A abordagem "ou é do meu jeito ou não participo" não é agradável, gratificante ou alegre, e com certeza não traz bem-estar. Pelo contrário, ela suga a nossa energia e a daqueles que nos rodeiam e nos deixa nervosos a maior parte do tempo, e ficamos presos, às vezes inconscientemente, até que seja tarde demais. A intenção de não ressignificar ou repensar para podermos desfrutar de um momento de descanso ou acomodação sai pela culatra.

Além disso, eu diria que não devemos desligar completamente nossas emoções, mas mantê-las sob controle. Emoções e sentimentos são o que formam a nossa beleza. São sentimentos tão maravilhosos que podem fomentar o bem e a positividade. Entretanto, estar ciente deles e entender sua causa raiz, assim como aprendemos sobre nutrição e medicina funcional, é essencial para não sermos dominados por eles. Precisamos estar ancorados quando nos sentimos "nas nuvens" e ser elevados quando nos sentimos indignos. Devemos controlar a mente e as emoções, e não o contrário.

Reenquadrar e repensar traz liberdade. Traz respeito. As pessoas respeitam quem mostra suas falhas, seus fracassos e seus erros, porque é uma maneira de impedir que outros passem pela mesma situação. E é uma lição de humildade. É verdadeiramente notável. É isso que devemos fomentar. O que de fato importa é nem sempre ter de se sentir bem ou estar certo. Mostrar aos nossos pares que somos humanos é inspirador. Somos todos iguais. Afinal, queremos apenas algum reconhecimento, respeito e oportunidades de crescimento. Queremos apenas ter uma vida plena. Queremos experimentar tantos momentos de *felicidade* quanto possível e contribuir para que outras pessoas também tenham os seus. Compartilhando-os. O guru do desenvolvimento pessoal Brendon Burchard vive pelo mantra dessas três perguntas:

    Eu vivi plenamente?
    Eu amei abertamente?
    Eu importava?

Não é esta uma maneira mais admirável de amar a vida do que apenas se apegar de maneira dura e desagradável às próprias perspectivas, a pontos de vista e convicções? Há uma linha tênue, ou talvez não tão tênue assim, entre a beleza da originalidade e singularidade e o desrespeito e o perigo de nunca reenquadrar ou repensar.

Mas nós temos a nossa jornada, e cada um precisa levá-la no próprio ritmo. Devemos ter paciência e viver plenamente e com alegria, extremo entusiasmo e positividade, acreditando no constante crescimento e desenvolvimento. Não é o que fazemos quando somos crianças? Admiramos os adultos por serem os donos da verdade e saberem de tudo, e quando crescemos e atingimos a idade cronológica deles, descobrimos que ninguém sabe tanto assim. Somos todos alunos, eternos alunos, aprendendo ao longo do caminho, nos virando e sendo flexíveis para agregar mais conhecimento e sabedoria a nós mesmos e aos outros. Voltar ao conceito de otimização humana e viver plenamente até os 100 anos é uma maneira muito bonita de ver a vida e poder repassar aos mais jovens que provavelmente passarão por lutas semelhantes. Não é disso que se trata a paternidade? Amor incondicional, compartilhar sabedoria e servir de maneira altruísta? Vamos aplicar isso com mais constância no cotidiano.

Lembre-se, o mundo não se limita a mim ou a você. Ele abarca todos nós. Todos nós. É abundância, possibilidade e colaboração, em vez de competição e escassez. É preciso ter paciência e não se pressionar excessivamente, mas é importante agir. Não vamos dar mais espaço para a inércia nem viver no piloto automático. Como Rumi, o poeta persa do século XIII, disse: "Você não é uma gota no oceano, você é o oceano em uma gota". Pense positivamente, aja com sabedoria, viva plenamente.

Libertar a mente para conquistar a liberdade

Aprendizados:

1. Nem sempre sabemos o que queremos, e o que queremos pode não ser o que precisamos. Ter consciência disso nos ajuda a evitar cair na armadilha de expectativas e ambições medíocres e indesejadas.

2. Para quê? Por que agora? O que mais? Quando sentirmos que estamos perdendo o controle e entrando no piloto automático ou agindo sem propósito ou intenção clara, as três perguntas sugeridas por Catherine Price nos ajudarão a nos ancorar.

3. Mudança de Comportamento = Motivação + Habilidade + Estopim. Prepare-se para ter sucesso com pequenos hábitos, formados por pequenas vitórias diárias e graduais. A felicidade é muito mais palpável com pequenas vitórias diárias do que com uma vitória monumental com data indefinida. Lembre-se das duas máximas de B. J. Fogg:

   a) Ajude as pessoas a se sentirem bem-sucedidas.

   b) Ajude as pessoas a fazerem o que elas já querem fazer.

4. Qualquer coisa pode ser reformulada. Há sempre outra perspectiva ou caminho possível a ser considerado. Há sempre uma visão mais brilhante. Não importa quão ruim ou boa qualquer situação possa ser, sempre podemos olhar para ela através de um ponto de vista diferente.

5. Tudo deve ser repensado. Repensar nos permite sermos intelectualmente humildes e curiosos, ao mesmo tempo em que diminui nosso potencial excesso de confiança. Repensar permite que nos sintamos confortáveis em estar errados.

6. Reenquadrar e repensar traz libertação e liberdade. Tudo o que temos a fazer é colocar nossas emoções em cheque e estar dispostos a ser eternos aprendizes.

Manifesto da felicidade

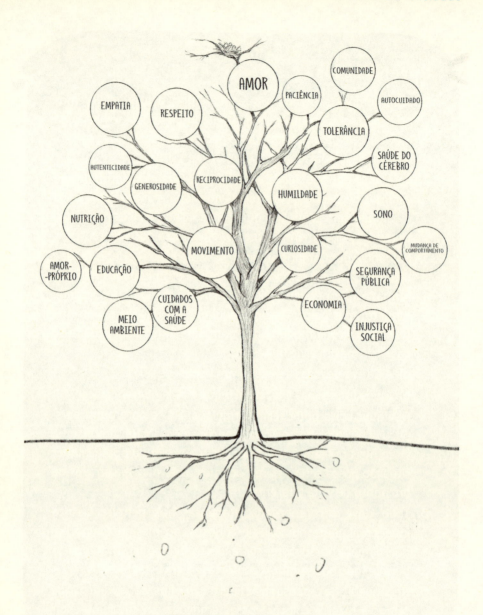

conclusão

Libertando o super-herói dentro de você

No fim das contas, corpo e cérebro são sistemas interligados que se comunicam, interdependentes, irônica ou coincidentemente, de maneira muito semelhante à forma como o mundo e a sociedade são construídos hoje. Nosso mundo é composto por centenas de nações delimitadas por fronteiras criadas pelo homem, que dão a ilusão de separação quando, na verdade, nunca estivemos tão conectados e nunca fomos tão interdependentes uns dos outros. Assim como nosso corpo, as economias globais trabalham em sincronia entre si, sempre atentas ao que está acontecendo em outras regiões. Uma decisão impactante tomada em determinado local provavelmente repercutirá em outras partes do mundo e impactará diferentes gêneros, raças, etnias e credos religiosos, sem discriminar ninguém. Um pequeno movimento em qualquer uma de nossas placas tectônicas causará um impacto retumbante para milhões, por meio de uma infinidade de possíveis desastres naturais. O acúmulo de uma série de más escolhas também pode acabar criando esse efeito, como podemos testemunhar hoje de maneira tão trágica.

Assim, cada um dos quatro pilares de bem-estar mencionados anteriormente também terá um efeito cascata interno em cada um de nós, e esperemos que seja positivo. As escolhas que fazemos hoje em relação ao nosso próprio bem-estar e ao dos outros podem levar a uma reação instantânea da nossa fisiologia ou podem demorar meses ou até anos para serem percebidas. Não é errado dizer que as escolhas que fazemos no nosso estilo de vida aos 20 ou 30 anos provavelmente impactarão aos 40 ou 60 anos. Mas, sem dúvida, mais cedo ou mais tarde, esse impacto virá à tona e nos ensinará lições. Cabe a nós tornar nossas escolhas diárias propositais e intencionais, e nossos resultados e aspirações, positivos. É uma combinação de movimento, energia e recuperação que nos mantém em movimento, enquanto somos capazes de manter esse estado ideal de funcionamento e desempenho. Cada pequena ação que tomamos e novo hábito que instilamos, por menores que sejam, reverberam e causam um impacto, positivo ou negativo.

Combater a inércia e sair para um passeio em algum lugar cercado pela natureza, aceitar que estamos esgotados e tirar uma soneca à tarde, comer alimentos saudáveis em vez de comida processada e inflamatória, ter uma conversa interna consciente e constante para entender que "não tem problema não resolver tudo hoje", que amanhã continuaremos a fazer o melhor que pudermos... Toda essa interconectividade se reflete, evidentemente, no nosso eixo intestino-cérebro. Esse princípio fundamental é cada vez mais mencionado na literatura recente, e aprendemos que é um dos pontos fundamentais de um ser humano saudável e com boa qualidade de vida. Ainda estamos começando a nos familiarizar com essa conexão, sua importância e o que podemos aprender e aplicar na vida em virtude disso. Em essência, ela gira em torno da crença (apoiada por evidências científicas) de que a comida é o combustível para o corpo e o cérebro e afeta diretamente nosso bem-estar. Mas pensamentos, sentimentos e emoções também são fundamentais para regular as funções corporais.

O intestino é o segundo órgão mais complexo do corpo, se considerarmos os trilhões de células, micróbios e diferentes bactérias que vivem e criam colônias dentro do organismo, tão necessários para um microbioma intestinal saudável e equilibrado. Cada alimento ou pensamento com que alimentamos o intestino e o cérebro desenvolvem sistemas e vias de comunicação próprias, que criam uma consequente série de efeitos internos, alguns mais perceptíveis que outros, mas certamente cumulativos e de rápida ação. Como o Dr. Daniel Amen descreve, "se não formos capazes de matar nossos PNA (pensamentos negativos automáticos), o mecanismo de funcionamento do corpo perceberá",[68] mesmo que esses pensamentos não sejam verdadeiros nem motivados por fatos, e sim pelo medo, algo bastante comum nos tempos modernos.

A verdade é que corpo e células ouvem nossos pensamentos, nos espionando, tentando se agarrar a essa positividade para prosperar. E assim como

---

68 DR. DANIEL Amen: on the most powerful habits for a healthy & productive brain. 2020. Vídeo (1h13min20s). Publicado pelo canal Jay Shetty. Disponível em: www.youtube.com/watch?v=6yXFOijenmM. Acesso em: 19 jul. 2022.

Libertando o super-herói dentro de você

podemos alimentar o corpo com nutrientes errados, fornecer pensamentos negativos à mente fará com que o nosso corpo acredite nessas mensagens. Então, em vez de prosperar, ele entrará no modo de sobrevivência, de "luta ou fuga", e é aí que nossas habilidades de tomada de decisão começam a falhar, e inconscientemente damos início à autossabotagem ou começamos a sabotar os outros.

Tornamo-nos impulsivos, reativos e tão apegados às nossas convicções que não pensamos direito nem consideramos as perspectivas e pontos de vista daqueles que estão sentados à nossa frente. Ou, mesmo que julguemos considerar, provavelmente não nos abrimos para aprender por que eles pensam dessa maneira ou como chegaram a essa linha de pensamento, queremos apenas entrar e contra-atacar. Nossa humilde curiosidade sai pela janela. É aqui que paramos nosso aprendizado e progresso, e o desenvolvimento pessoal e a produtividade sofrem um forte golpe. E assim como nosso corpo está interconectado, a sociedade também está. Essa mentalidade e estado de espírito certamente se sobrepõem, e, nesse caso, da maneira contrária a como gostaríamos. É um caminho escorregadio, ainda mais se não formos autoconscientes.

Por outro lado, não se deve pensar demais. Nem se estressar. Nem se martirizar. Em vez disso, por que não definimos intenções positivas? Por que não experimentamos novas possibilidades? Enfrentamos o desconhecido? Ficamos confortáveis com a incerteza? Por que não damos pequenos passos diários em direção aos nossos objetivos e confiamos devotamente em nossa intuição?

De modo geral, não estamos, enquanto comunidade, alimentando o corpo com os nutrientes certos que nos darão a energia necessária para um desempenho ideal. A mente questiona qualquer decisão que tomemos com base nas próprias pressões e em pressões externas. Esses sinais negativos constantes e as pequenas, mas recorrentes, escolhas diárias são o que ditam nosso rumo. Não importa quão pequenos sejam, com o tempo, eles se somam. Somos, pelo menos por enquanto, apenas humanos, e a sociedade moderna nos mostrou que, se não cuidarmos de nós mesmos, estaremos condenados. Se não prestarmos atenção às nossas necessidades, entraremos em colapso. Se não formos amados, nos estilhaçaremos em milhões de pedaços, emocional ou fisicamente, de modo consciente ou não.

Mas quando amor e dever, bondade e generosidade, empatia e respeito, curiosidade e humildade, compaixão e reciprocidade prevalecem sobre medos, desejos, ganância e individualismo, sentiremos o verdadeiro prazer. É nesse momento que experimentaremos a alegria e o entusiasmo ilimitados pela vida, seja a nossa ou a de outros. É quando, em vez de nos destruirmos, nos capacitaremos a criar, produzir, realizar e fornecer exponencialmente. É

Manifesto da felicidade

quando seremos capazes de experimentar mais momentos *felizes* de amor puro e verdadeiro e êxtase, quando o corpo assumir o controle das emoções da maneira mais bonita possível. Nada mais importará, exceto aquele sentimento feliz de estar vivo e da paixão pela vida e pelo que está por vir.

Basta imaginar isso para que arrepios da mais pura felicidade tomem conta de você.

Felicidade... Alegria... Bem-estar... Aquele estado de espírito e sentimento quando nos sentimos acima das nuvens, e tudo parece possível. O corpo formiga... Os olhos lacrimejam... O tempo parece parar. Somos apenas nós, em nosso melhor estado de espírito, aspirando inspirar os outros da mesma forma que eles nos inspiram. Prontos para criar nossa própria magia e compartilhá-la com o mundo, enquanto absorvemos a magia dos outros. Não é isso que aspiramos presenciar e vivenciar?

Uma comunidade na qual seja permitido que esses momentos que nos fazem arrepiar de felicidade venham à tona. Onde são lançadas as bases para vivermos experiências memoráveis a maior quantidade de vezes possíveis. Um lugar onde nos reuniremos para ser inspiração uns para os outros e para espalhar a palavra de que temos, sim, a capacidade de levar a vida com felicidade e significado. Onde permitimos que cada um libere o super-herói interior.

É nosso dever ajudar-nos mutuamente, e levar a sociedade de volta ao caminho no qual deveria estar. Um caminho de colaboração e abundância, em vez de competitividade e escassez. Um caminho em que a humildade e a empatia reinam supremas sobre a arrogância e o egoísmo. Um caminho em que somos verdadeiramente compassivos com os outros e apaixonados por nós mesmos. Um caminho em que o serviço altruísta está na vanguarda de nossas ações. Onde o bem maior está acima e além de qualquer conquista ou aspiração individual. Um caminho em que nos capacitamos ao máximo.

Ao inspirar nossa comunidade a espalhar esses momentos felizes e energizantes dignos de nos deixar arrepiados, cheios de positividade, um momento de felicidade de cada vez, tudo isso se somará. E vamos crescer. Tanto em sabedoria quanto em caráter. Nos tornaremos humanos mais conscientes. Consumidores mais conscientes. Com o objetivo de deixar de viver no piloto automático e recuperar o controle da nossa vida.

Teremos o direito de ser nós mesmos. Na verdade...

Sempre tivemos esse direito.

Quem tem o direito de nos julgar? Ninguém! É hora de florescermos. Juntos. Unidos.

É nosso dever ajudar-nos mutuamente, e levar a sociedade de volta ao caminho no qual deveria estar. Um caminho de colaboração e abundância, em vez de competitividade e escassez.

No entanto, não parece que esses princípios puros e básicos de felicidade e vida plena perderam importância e significado, sendo transferidos para um papel menos proeminente com toda a polarização e divisões que vemos e temos visto em nossa sociedade há tanto tempo? A sociedade, composta por nós, humanos, é o eixo intestino-cérebro do mundo. Para prosperar, o mundo depende do que lhe damos de comer. Ele precisa que todos os relacionamentos e comunidades estejam interconectados. Se o estamos alimentando com caos, competição, desigualdade, medo, preconceito e outros ingredientes caloricamente vazios de coração e alma, como podemos esperar algo bom? Não aprendemos que, quando nos alimentamos com as coisas erradas, rapidamente perdemos a sincronia e acabamos com um metabolismo disfuncional que pode levar a uma série de doenças que ainda dependem de muitas pesquisas para serem entendidas?

Queremos mudanças para melhor: mudanças transformadoras e inspiradoras, das quais possamos nos orgulhar ao olhar para trás.

A vida muda a cada dia. Nós mudamos todos os dias.

Todos os dias, deparamo-nos com escolhas. Como Tony Robbins diz constantemente: "Quando a dor de permanecer o mesmo supera a dor da mudança, então mudaremos".[69] Mas por que temos de esperar até que tudo piore? Por que não podemos agir enquanto as coisas ainda estão sob o nosso controle, e a nossa energia está sendo criada e fornecida? Vamos aproveitar a jornada e transformar dificuldades em oportunidades. No fim das contas, é uma questão de perspectiva: sob que luz vemos as coisas e com que intenção?

Todo mundo quer menos polarização, menos contradição e menos desonestidade. Queremos mais transparência, veracidade, autenticidade e reciprocidade.

Quais pequenas ações diárias você está disposto a implementar em sua vida daqui para a frente?

Com quais contribuições para si e para a sociedade você se comprometerá e será disciplinado para cumprir?

Pelo que você será extremamente grato hoje? E amanhã?

Quem, além de você mesmo, o ajudará a manter a motivação e a responsabilidade?

Como você usará sua voz para compartilhar com consciência e construir, de maneira positiva, algo bonito para *nós*?

---

[69] READ these Tony Robbins quotes to prime you for success. **Tony Robbins**. Disponível em: www.tonyrobbins.com/tonyrobbins-quotes/. Acesso em: 29 jun. 2021.

Libertando o super-herói dentro de você

Gratidão, servir de maneira altruísta, irradiar positividade e ajudar os outros. É tudo contagioso. É o que nos traz um mundo de mudanças transformadoras e encorajadoras. Se você não estiver certo a respeito disso, experimente fazer o desafio de bondade de 7 dias dos Anexos e verá.

Nossos hábitos nunca foram tão poderosos. Pequenas ações diárias nunca tiveram tanto impacto. Garfos e facas nunca foram tão determinantes para nos informar como podem esculpir, em um nível macrossocial, nossas crenças e nosso futuro, destacando a capacidade subvalorizada de mudança transformacional positiva que todos podemos trazer para a mesa.

Vivemos em um mundo de abundância. Há o suficiente para todos se alguns princípios fundamentais forem corrigidos. Vamos criar e realizar sem inibir os outros, trabalhando em prol dos outros. Não há mais espaço para uma sociedade polarizada. Todos devem se esforçar para "fazer a própria magia" e "aspirar a inspirar". Essa é a busca em que devemos estar; por nós mesmos e pelos outros.

Temos algo maravilhoso e único dentro de nós que precisa ser mostrado ao mundo. Temos o sonho de criar algo mágico, seja no âmbito físico ou emocional. Temos nossas paixões e gana de fazer algo grandioso. Isso deve ser resgatado daquele lugar profundo dentro de nós, que em muitos ainda está adormecido. É nosso dever dar base, confiança e competência uns aos outros para trazer esse poder à luz. Devemos acreditar em nós mesmos e em nossas virtudes e ajudar aqueles ao nosso redor a acreditarem nas deles. Não há dúvidas de que cada um de nós tem, dentro de si, um superpoder de que o mundo precisa muito. Nossa originalidade e singularidade devem ser expressas e interligadas com as de nossos pares. Cada um de nós tem a capacidade de ser e fazer coisas incríveis juntos e um para o outro.

A mágica acontece quando permitimos que nossa verdadeira essência, em sua forma mais positiva e altruísta, apareça. Quando decidimos ser criadores, potencializadores, facilitadores, colaboradores e provedores.

Quando libertamos o super-herói que existe dentro de nós.

Deixo vocês com uma bela citação do sincero influenciador digital Jay Shetty, o monge-que-viralizou: "No teatro da felicidade, há um número ilimitado de assentos. E certamente há um assento com seu nome nele".[70]

Ele sempre esteve lá. Cabe a você reivindicá-lo.

---

[70] THE RICH roll podcast. Think like a monk: Jay Shetty on purpose, compassion & happiness. Entrevistado: Jay Shetty. *Podcast*. Disponível em: https://shows.acast.com/the-rich-roll-podcast/episodes/rrp544. Acesso em: 19 jul. 2022.

Manifesto da felicidade

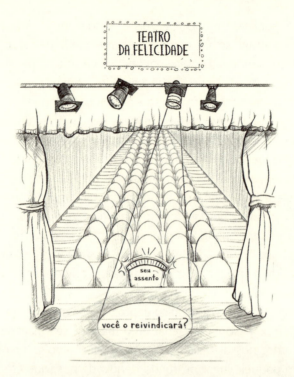

Aprendizados:

1. O corpo e o cérebro são sistemas interligados e que se comunicam, são interdependentes e funcionam de maneira muito semelhante à forma como o mundo e a sociedade são construídos hoje em dia. Uma decisão tomada e uma ação realizada em uma área da vida certamente terão impactos também em outras.

2. Voltar ao básico será sempre de grande auxílio para colocar os pés no chão e encontrar clareza através da simplicidade. Movimento, energia e recuperação são as bases fundamentais para se preparar para o sucesso.

3. Temos algo bonito, único e singular que queremos e devemos compartilhar com o mundo. Um superpoder pessoal que ainda deve ser desencadeado. Devemos sair da inércia e do piloto automático para poder despertar esse superpoder e compartilhá-lo com o mundo. É aí que a magia acontece.

Positividade excessiva, fazer o trabalho e vencer

Como é provável que você já tenha notado, acredito de verdade que ter um mindset positivo e otimista é uma ótima forma de alcançar grandes realizações. É crucial ver o mundo dessa maneira para que possamos atrair em vez de repelir. Coisas boas acontecem para aqueles que estão em estado de *flow*, o que em parte deriva da própria autoconfiança e confiança no que se está executando e na crença naquilo que podemos alcançar e realizar. Todos passamos por dificuldades em alguma altura da vida, e quando olhamos para trás e somos capazes de ser autoconscientes, podemos perceber que, quando esses momentos surgiram, na maioria das vezes começamos a nos alienar de outras pessoas ao redor e nos embrenhamos na toca da negatividade, vergonha, raiva e de outras tantas emoções prejudiciais. Mas quando concentramos energia naqueles que nos rodeiam, em vez de sugar a deles, tendo uma visão, ainda que mais leve e despretensiosa, orientada para a execução e para a visão otimista da vida e do mundo, nos tornamos atratores, de todas as maneiras possíveis. Seja nos relacionamentos, no trabalho ou de oportunidades que surgem pelo caminho. Alguns podem dizer que é a Lei da Atração, outros podem dar outro nome, mas o que importa é que, ao considerar essa mentalidade binária, que certamente tem infinitos estágios intermediários, é melhor estar na parte do espectro que abrange um mindset mais otimista e positivo.

Como mencionamos anteriormente, todas as coisas extremas acabam sendo negativas. E mesmo o excesso de positividade pode se tornar negativo, apesar de parecer bastante contraintuitivo. Veja-o como um otimismo pragmático. Vamos mergulhar mais a fundo nesse tema para que tudo fique mais claro.

Otimismo excessivo

Em primeiro lugar, não adianta ter positividade e as melhores intenções em mente se não as puser em prática. Isso não leva a lugar algum. Como afirma o já citado Jim Kwik: "conhecimento não é poder, é poder potencial. Só se torna poder quando você o usa". E um mindset de crescimento e otimista é muito poderoso, mas, para que seja frutífero, precisa ser convertido em ação. É o que se costuma dizer sobre negócios: qualquer um pode ter uma boa ideia, porém, será capaz de executá-la? Nenhuma ideia se transformará em um grande empreendimento sem uma execução impecável. O mesmo pode ser extrapolado para a vida pessoal.

Resoluções de ano-novo são um dos exemplos mais precisos. A maioria das pessoas começa o ano com a melhor das intenções para atingir metas recém-estabelecidas. Afinal, é um novo ano e, supostamente, um novo começo. Temos certeza de que dessa vez vamos eliminar aqueles quilos extras, atingir os marcos de receita da nossa empresa, conseguir uma promoção no emprego. Até que a motivação começa a diminuir (como aprendemos com B. J. Fogg, a motivação só pode nos levar até certo ponto), começamos a nos comprometer aqui e ali, ou nos falta um plano de ação para atacar esses objetivos e fazer a revisão constante deles. E quando se passam alguns meses, ou às vezes até algumas semanas, perdemos a motivação e paramos de trabalhar nisso e pronto. Soa familiar? Faz você se lembrar da pessoa que quer continuar sendo? É inspirador ou todo o potencial abandonado o enfurece?

Em seguida, há a questão do excesso de positividade que, por vezes, pode levar à inércia. Isso está mais relacionado à crença de que tudo sempre dará certo e que problemas, questões e todos os assuntos se resolverão e se tornarão o que gostaríamos que fossem. Todo mundo conhece pessoas assim. Podem ser ótimas para se ter por perto, especialmente quando estamos passando por momentos difíceis em que a negatividade parece estar tomando conta de nós, mas, no fim das contas, essa também é uma maneira de desistir do controle da própria vida. Não podemos simplesmente acreditar que as coisas sempre darão certo. A longo prazo, não vai funcionar muito bem.

Devemos nos esforçar para que a balança se incline mais para a direção que queremos que ela vá. Para o nosso resultado desejado. Podemos não conseguir que as coisas saiam conforme o esperado, mesmo nos esforçando e trabalhando duro, porém nossas chances são muito menores se não o fizermos. É fácil se arrepender de não fazer algo depois que a oportunidade passou. Não é isso que a maioria das pessoas pensa em seus últimos dias de vida? Eu queria ter passado mais tempo com meus filhos e netos. Eu queria ter me esforçado mais para realizar tal e tal feito. E assim por diante. Muito otimismo e confiança somente na fé muito provavelmente trará angústia e insatisfação em longo prazo, e isso afetará a nossa confiança e outros fatores emocionais, levando a um desempenho abaixo do ideal em muitas áreas da vida.

Preguiça e procrastinação

Há, também, os que tentam mascarar a preguiça com fé e otimismo excessivos. Geralmente é algo assim: "Não estou com vontade de fazer isso hoje, mas tudo bem, não há mal algum em adiar ou simplesmente não fazer. Tudo vai ficar bem". Preguiça, procrastinação e às vezes medo são fatores que tentam nos desviar do caminho; e pelo nosso bem devemos assumir a responsabilidade.

A preguiça é talvez a que mais me enfurece. Voltando ao exemplo das resoluções de ano-novo, não foi você quem estabeleceu essas metas ambiciosas porque queria alguma mudança positiva? Você não é capaz de afastar essas distrações indesejadas para poder alcançar esses objetivos? Independentemente se você é solteiro, casado, tem filhos, trabalha em três empregos, tem cinco negócios, as distrações sempre serão muitas. Sobretudo no mundo tecnológico em que vivemos hoje, com uma infinidade de dispositivos à disposição. Mais uma vez o dilema de desenvolvimento e otimização pessoal *versus* gratificação instantânea. É cruel. Porém, tudo se resume a isso. Queremos continuar a crescer, nos desenvolver e ser continuamente melhores do que éramos ontem, ou estamos satisfeitos com onde estamos e podemos viver com isso?

Além do fator preguiça, a procrastinação também é um ponto importante a ser abordado. Tim Urban tem uma maneira incrível de trazer isso à tona, e o faz de modo divertido, mas bastante astucioso, em sua TedX Talk "Inside the Mind of a Procrastinator",[71] à qual eu recomendo que você reserve um tempo para assistir. Ele fala da batalha diária interna que acontece na mente entre o tomador de decisão racional e o que ele chama de macaco da gratificação instantânea (GI), em referência à mente de macaco, que é derivada da cultura oriental em referência a alguém que se distrai com facilidade. Essencialmente, é uma luta entre a voz que faz sentido e quer que você realize coisas que o

---

[71] TIM URBAN: Inside the mind of a master procrastinator. TED. 2016. Vídeo (14min3s). Publicado pelo canal TED. Disponível em: www.youtube.com/watch?v=arj7oStGLkU. Acesso em: 19 jul. 2022.

aproximarão de seus objetivos de longo prazo na vida *versus* o que é fácil e divertido, mais relacionado ao presente.

O macaco da gratificação instantânea é extremamente difícil de ser controlado e compreendido. Ele é sorrateiro e está sempre por perto para nos causar distrações indesejadas. Até mesmo nos fazendo sentir espectadores da própria vida, como explica Tim. A única coisa que o macaco teme é o monstro do pânico, que só entra em ação quando temos algo para realizar e nos sentimos pressionados pelo tempo, com um prazo se aproximando. Provavelmente tivemos muito mais oportunidades de ter terminado a tarefa, mas procrastinamos até esse ponto por causa do macaco da gratificação instantânea e, então, quando reparamos no tempo, o monstro do pânico surge e tendemos a nos sobrecarregar de tarefas para poder terminar. Na maioria das vezes, com resultado abaixo da média, além de todo o sofrimento emocional que a situação traz.

Mas o truque mais sorrateiro do macaco é não termos prazo. Quando estabelecemos metas em um nível macro, quando não há uma data de término. Então não há monstro de pânico entrando em jogo, e continuamos procrastinando. Como Tim deixa claro, somos todos procrastinadores. Alguns mais, outros menos. Às vezes mais, às vezes menos. E então, novamente, cabe a nós perceber quando estamos procrastinando alguma coisa. Pode ser devido ao macaco da GI ou também à falta de habilidades de priorização e uma visão e plano de ação adequados.

Ele, então, sugere algo que nos traz essa consciência e nos faz plantar os pés no chão, o que chama de Calendário da Vida. Uma página simples com 4.680 quadradinhos, cada um representando uma semana de uma vida de 90 anos. Como podemos ver, não há muitos quadrados, e provavelmente já usamos uma boa parte deles. Esse exemplo é uma ótima forma de nos fazer refletir sobre o que estamos procrastinando e se não deveríamos tomar uma atitude. Porque, como sabemos, não há como recuperar esses quadrados.

Ainda no campo da priorização, Rory Vaden, um vendedor e estrategista de negócios muito talentoso, nos ajuda com outra estrutura prática centrada no tema "gastar tempo fazendo, hoje, coisas que criam mais tempo no futuro. Multiplicar o tempo. Quais são as coisas que posso fazer agora que tornam o longo prazo melhor?".[72] Segundo Rory, geralmente priorizamos nossa decisão

---

[72] THE SCHOOL of greatness. How to beat procrastination & rewire your brain for success. Entrevistador: Lewis Howes. Entrevistado: Rory Vaden. *Podcast.* Disponível em: https://podcasts.apple.com/us/podcast/how-to-beat-procrastination-rewire-your-brain-for-success/id596047499?i=1000530721847. Acesso em: 19 jul. 2022.

apenas com base na importância e na urgência. O quanto algo é importante e qual é a urgência para que seja feito. Mas essa nova mentalidade de por quanto tempo algo será importante adiciona um fator de significância.

Ok, isso parece muito urgente e importante hoje. E daqui a um mês? Um ano? Alguns anos? Adicionar essa outra camada nos permitirá pensar mais no quadro geral. Não seremos mais bombeiros tentando apagar incêndios diários que parecem imediatos. Urgente e importante, mas apenas em um determinado momento. Muitas vezes nos iludimos com o que podemos concretizar em um ano e subestimamos o que conseguimos concretizar em dez anos.

E esse conceito é um passo secundário para poder combater o macaco da GI que Tim Urban menciona. Primeiro, temos de lidar com a questão. E então, quando estivermos abarrotados com tudo o que parece urgente e importante, e que não tem muita relação com distrações de gratificação instantânea, adotaremos essa abordagem.

Em suma, não há resposta certa ou errada. Pessoas diferentes se contentam com diferentes níveis de sabedoria, conhecimento, riqueza, crescimento e muitos outros aspectos importantes da vida. Não há vergonha nisso. Somos pessoas diferentes, com diferentes graus de ambição e contentamento. Nem todos são movidos pelas mesmas coisas ou aspirações. E está tudo bem. Mas tenho certeza de que, se você ainda estiver lendo, é porque quer de verdade se elevar ao próximo patamar, para poder seguir esse caminho de crescimento pessoal, não apenas para você, mas para servir aos outros.

Então, se for esse o caso, vamos abordar mais alguns princípios-chave que podem ajudar a nutrir o mindset positivo, mas de uma maneira acionável, em que encontraremos onde queremos estar ao longo do espectro de otimismo-negatividade e o que é preciso para vencer na vida, independentemente do que você tenha decidido que vencer signifique para você.

Faça o trabalho

Sinta-se confortável em trabalhar arduamente. Com garra. Esforço. Seja lá como deseja chamar. E não estou necessariamente dizendo que se deve *virar as noites* trabalhando ou trabalhar 80 horas por semana. Já vimos como isso pode ser prejudicial à saúde a longo prazo. Mas, sim, é bom ser um pouco obcecado, se não totalmente obcecado, em trabalhar para chegar onde queremos estar. Como diz Rory, "grandes resultados não são alcançados pelo equilíbrio, mas por curtas temporadas de intenso desequilíbrio".[73] Essas curtas temporadas de intenso desequilíbrio serão maiores e mais desafiadoras quando você estiver começando. É assim que funciona. Acostume-se com isso. Quem quer realizar grandes feitos e ser capaz de sustentar a família e inspirar outras pessoas precisa estar disposto a fazer o necessário. Simples assim.

Não espere que as coisas caiam do céu. Raramente isso acontece. Ainda mais quando você não se esforça. Quer alcançar a grandeza? Quer lançar esse empreendimento multimilionário? Quer encontrar o amor da sua vida? Quer perder aqueles quilos extras e alcançar o seu físico e porcentagem de gordura corporal desejados? Quer se recuperar da doença crônica? Bem, então se esforce! E acostume-se com isso. Se você apenas pegar leve e achar que tudo vai acontecer do seu jeito, que as coisas vão dar certo, você já perdeu antes mesmo de ter começado. Essa é uma quantidade insuperável de potencial sendo abandonada, e o resultado será você sendo apenas mais um na multidão.

Se você está se sentindo um pouco perturbado, veja isso como uma oportunidade, pois grande parte do mundo está presa no mantra da preguiça, da gratificação instantânea, acreditando que tudo ficará bem. Isso permite ter todo o espaço e as ferramentas necessárias para trabalhar e alcançar alturas que essas pessoas nem imaginam.

Ah, e se eu não gostar do meu trabalho atual? Então saia. Peça demissão. E se eu tiver relacionamentos tóxicos que estão me impedindo de crescer? Termine-os. E se eu não estiver feliz comigo mesmo? Mude!

Então, quando os tempos ficarem difíceis, naquele dia em que não está no seu melhor, quando tudo o que você queria era tirar um dia de folga. Adivinhe? Respire fundo e siga em frente. Quando se sair mal em um campeonato ou projeto de trabalho e tiver vergonha de entrar na escola ou no trabalho no dia seguinte. Adivinhe? Respire fundo e siga em frente. Quando precisar abrir mão de sair para poder entregar aquele projeto crucial no prazo. Adivinhe? Respire fundo e siga em frente. Esses são os dias de que você vai se lembrar e que vão fazer você se sentir acima da média e da concorrência e, o mais importante, confiante e orgulhoso de si mesmo.

Seja nas últimas séries e repetições durante o treino, terminando aquele trabalho escolar ou apresentação de trabalho, ou a cada vez que sua mente diz que você já fez o suficiente e deve terminar por ali, não há sensação melhor do que respirar fundo e seguir em frente nessas situações adversas que demandam um tanto a mais de disciplina. Como Joe Rogan gosta de dizer

---

[73] *Ibidem.*

Positividade excessiva, fazer o trabalho e vencer

constantemente, temos um "reclamão interior".[74] Andy Frisella diz que é a luta entre a voz do reclamão e a voz do chefe.[75] E Tim chamou isso de macaco da GI.[76] Precisamos lutar contra isso. O tempo todo. Todos os dias. De hora em hora, se necessário. Precisamos parar de choramingar por causa do cotidiano, independentemente do que temos em mãos ou do que é jogado em nós. Esse é o preço da grandeza e da vitória.

Andy elaborou um conceito muito interessante que chama de pivô de produtividade.[77] A ideia é usar essa voz interior distrativa como estopim para a ação e para a produtividade. Então, quando você começar a tomar consciência dessa voz crescendo dentro de si, independentemente da tarefa que ela queira que você adie, use-a como incentivo para se levantar e fazer naquele mesmo instante o que deveria fazer. Combater o desejo de procrastinar para agir. Ali mesmo. Não importa como você se sinta, se está frio ou quente, ou qualquer outra influência interna ou externa. O êxito de combater essa voz interior aumentará com o tempo. E pode ser que você não tenha o melhor desempenho para a tarefa que decidiu executar naquele determinado momento, naquele determinado dia, mas, com o tempo, essas pequenas ações se somam, construindo coragem, resiliência e resistência psicológica. E se ao menos conseguimos construir algo baseado nelas, é muito provável que estejamos no caminho certo.

Outra dica interessante que Andy traz a respeito do assunto é não se permitir pensamentos relacionados com a síndrome do impostor, como "não sou talentoso o suficiente" ou "não sou especial como aquelas pessoas de sucesso", para se impedir de avançar ou de continuar progredindo, assim como a falta de recursos também não deveria ser um fator impeditivo.

Em vez disso, faça coisas difíceis. Coisas em que você não é bom. Coisas que o farão transformar o negativo em positivo. Coisas que exijam paciência. Um dos aprendizados mais simples e profundos de Andy é que isso "não tem a ver com talento, e sim com a escolha que fazemos e nossas combinações

---

[74] JOE ROGAN. My inner bitch put up a hell of a fight today. 9 set. 2020. Instagram: joerogan. Disponível em: www.instagram.com/p/CE7DUwply_B/?utm_source=ig_embed&ig_rid=c46b6db7-9499-4fc0-bfed-4a8c5b13298d. Acesso em: 19 jul. 2022.

[75] FRISELLA, Andy.

[76] TIM URBAN. op. cit.

[77] 4 WAYS To Dominate Your Bitch Voice. REAL AF with Andy Frisella, ep. 92; 2020. Vídeo (27min43s). Publicado pelo canal Andy Frisella. Disponível em: www.youtube.com/watch?v=qxqelwvjHGw. Acesso em: 19 jul. 2022.

ao longo do tempo".[78] E é basicamente isso. Fazer o trabalho duro e árduo com consistência. Ser paciente e consciente, sempre afiando e aprimorando as habilidades.

Ah, você não tem todos os recursos de que outra pessoa dispõe? Veja isso como um bônus, como uma vantagem competitiva. Ele explica essa lógica da seguinte maneira: "Quando você não tem os recursos, é forçado a aprender as habilidades. Ter muitos recursos o torna preguiçoso. Não perca a mentalidade de zero opções. Desenvolva habilidades, seja criativo, pense fora da caixa".[79]

Outra boa maneira de fazer isso é por meio da gratidão e da responsabilidade. Quando somos gratos por ter a oportunidade de lutar, de avançar, de dar duro, é quando começamos a ser capazes de subir ao próximo patamar. Não se trata de torturar a si mesmo. Há uma clara diferença entre fazer algo repetitivo de que não gostamos e trabalhar para alcançar alturas jamais imaginadas. E, sim, há casos em que será necessário fazer, repetidas vezes, coisas de que não gostamos ou que até mesmo odiamos para construir nosso caminho e poder viver a vida que imaginamos e que nos torna verdadeiramente felizes e realizados. Portanto, não importa a dificuldade, lembre-se para onde você quer ir. Lembre-se de quais são seus objetivos. Lembre-se do motivo de estar fazendo isso. Lembre-se de onde você estava quando começou essa jornada de transformação mental, física, emocional ou espiritual. Ter isso sempre em mente tornará menos difícil continuar seguindo adiante.

Também é nesse momento que você percebe que deve se responsabilizar por seus sucessos e fracassos e por você mesmo, não importa a situação. Esteja no controle. Da mesma forma que você se orgulha quando se olha no espelho e vê mudanças ou quando realiza algo em que está trabalhando há algum tempo. Seja honesto e responsável quando se desviar do seu plano ou padrão. Seja verdadeiro consigo. Lembre-se das perguntas do parágrafo anterior e não permita que um erro ou uma falha faça tudo ir por água abaixo. David Goggins gosta de chamar isso de espelho da responsabilidade.

Há uma passagem em seu livro *Can't Hurt Me* que explica como ele chegou ao termo Espelho da Responsabilidade:[80]

---

[78] *Ibidem*.

[79] *Ibidem*.

[80] GOGGINS, D. **Can't Hurt Me**: master your mind and defy the odds. Carson City: Lioncrest Publishing, 2018. p. 65-67.

Positividade excessiva, fazer o trabalho e vencer

Naquela noite, depois do banho, limpei o vapor do espelho oxidado do banheiro e dei uma boa olhada. Não gostei do que vi me encarando de volta. Eu era um borra-botas ordinário sem qualquer propósito ou futuro. Fiquei tão enojado que quis dar um soco na cara do filho da mãe e espatifar o espelho. Em vez disso, passei um sermão nele. Era hora de mandar a real.

"Olha só você," comecei. "Por que você pensa que a Aeronáutica vai querer uma criatura patética feito você? Você não se esforça por nada. Você é uma vergonha."

Estendo a mão para a espuma de barbear, passo uma camada fina sobre o rosto, abro um barbeador novo e continuo a falar enquanto me barbeio: "Você é burro. Você lê igual a um aluno da terceira série. Você é uma piada! Nunca se esforçou de verdade em nada na vida além do basquete. E você tem objetivos? Que piada!"

Depois de raspar das bochechas e do queixo a penugem daquele projeto de barba, apliquei a espuma na cabeça. Eu estava desesperado para mudar. Queria me tornar alguém novo.

"Você não vê militares usando o cós da calça mais baixo. Você precisa parar de falar igual a um aspirante a bandido. Nada disso vai te fazer entrar. Não dá mais para usar a lábia para se safar das coisas. Já passou da hora de crescer!"

Vapor se ergue ao meu redor. Ele é triplicado pela minha pele e verte da minha alma. O que começou como um desabafo espontâneo se transformou em uma autointervenção.

"Está nas suas mãos," falei. "É, sei que é uma merda. Sei pelo que você tem passado. Eu estava lá, bebê chorão! Feliz Natal, porra. Ninguém vai vir salvar a sua pele! Nem a sua mamãe, nem Wilmoth. Ninguém! Está nas suas mãos!"

Quando terminei de falar, eu estava completamente barbeado. A água formava pérolas no meu couro cabeludo, escorria pela minha testa e pingava do meu nariz. Eu parecia diferente e, pela primeira vez, estava assumindo a responsabilidade. Um novo ritual tinha nascido, um que mantive por anos. Foi o que me ajudou a melhorar as minhas notas, a entrar em forma e o que me levou à formatura e à Aeronáutica.

O ritual era simples: eu barbeava o rosto e a cabeça todas as noites, falava verdades bem alto. Estabelecia objetivos, anotava tudo em post-its e os colava no que eu chamo de Espelho da Responsabilidade, porque todos os dias eu me responsabilizava pelos objetivos que estabeleci. De início, era para melhorar minha aparência e cumprir todas as tarefas sem que me mandassem fazer.

Arrume a cama todos os dias como se você estivesse nas Forças Armadas!
Use a calça no lugar certo!
Raspe a cabeça todas as manhãs!
Corte a grama!
Lave toda a louça!

O Espelho da Responsabilidade me manteve na linha daquele momento em diante, e embora eu ainda fosse jovem quando concebi essa estratégia, desde então achei que ela seria útil para pessoas em diferentes estágios da vida. Você pode estar à beira da aposentadoria, querendo se reinventar. Talvez esteja passando pelo fim de um relacionamento ou ganhou peso. Talvez você tenha uma invalidez permanente, esteja superando alguma lesão ou está apenas percebendo o quanto já desperdiçou da vida ao viver sem propósito. Em cada caso, a negatividade que você está sentindo é seu desejo interior por mudança, mas não é fácil mudar, e a razão para esse ritual ter funcionado tão bem para mim foi por causa do meu tom.

Eu não era fofo. Eu era bruto, porque era a única forma de dar jeito em mim. Eu estava com medo naquelas férias entre o penúltimo e o último ano do ensino médio. Estava inseguro. Eu não era inteligente. Durante toda a adolescência, eu joguei a responsabilidade para o alto, e cheguei a pensar que estava sendo melhor do que todos os adultos que conhecia, sendo melhor que o sistema. Eu me deixei enganar por aquele ciclo de feedback negativo, de trapaça e de tramoia que, vendo por cima, parecia um avanço, até que levei um tapa da dita realidade.

Para quem não sabe, David Goggins se aposentou como Seal da Marinha, um soldado treinado para operar em terra, mar e ar. Ele competiu em mais de sessenta ultramaratonas, triatlos e ultratriatlos, com vitórias frequentes ou ficando entre os cinco primeiros nessas competições de resistência extrema. Também é ex-recordista do Guinness por ter feito 4,3 mil flexões de barra em dezessete horas. Com toda essa garra e essas conquistas insuperáveis, ele se tornou referência mundial e inspiração para muitos com seu objetivo de ser: "incomum entre os incomuns". E é isso que ele tem feito tanto como Seal da Marinha quanto em provas de resistência e na vida como um todo.

A passagem tem muitos pontos brilhantes que podemos incorporar para nós mesmos. Ser responsável e verdadeiro e não ser brando consigo por causa da situação em que está e o motivo porque está nela. Assumir os fracassos e deslizes que teve ao longo do caminho e parar de mentir para si mesmo

Positividade excessiva, fazer o trabalho e vencer

dizendo que está tudo bem. Dar um passo à frente e se responsabilizar por todos esses fracassos, assim como acreditar que é responsabilidade sua muda a sua vida, se for isso que você quer de verdade. Reconhecer que as coisas são difíceis. Que elas ficam sérias e feias com frequência, mas que é responsabilidade sua seguir adiante e fazer acontecer. Que você não pode mentir para si mesmo achando que é mais inteligente que todo mundo e que conseguirá oportunidades usando de subterfúgios preguiçosos, sendo mais esperto que o sistema. Desse jeito, você estará apenas mentindo para si mesmo e se impedindo de chegar ao lugar com o qual sonha e onde poderia estar.

Quando se tem metas e objetivos muito desafiadores, ajuda muito ser realista quanto ao aspecto do próprio progresso. É aí que a compartimentação pode entrar em cena. Não deixe que essas metas avassaladoras surjam e o façam acreditar que não é capaz. O ser humano é capaz de qualquer coisa que decide fazer. Mas, claro, reduzir esses objetivos macro em objetivos micro, menores e executáveis, e transformar essas cargas maiores em cargas menores é o que trará motivação para continuar em movimento. Como dizem, Roma não foi construída em um dia. Portanto, independentemente de você estar tentando escrever um livro, correr uma maratona ou participar de um triatlo, tornar-se um grande músico de sucesso ou qualquer outro objetivo assustador ou grandioso demais, o melhor que pode fazer é confiar no processo, entendendo e se sentindo confortável com a ideia de que é um processo. E o único fator que deve permanecer constante é o trabalho e a **consistência** que você dedica a ele.

Ficar confortável com o desconfortável

Faça coisas difíceis! Sim, é isso mesmo. Construir resiliência e desenvolver um crescimento sustentado exige sair da nossa zona de conforto para fazer coisas difíceis. Ainda mais. E, por difícil, não quero dizer coisas estúpidas. Difícil aqui significa aquelas coisas que você não tem vontade de fazer. Essas coisas que podem parecer contraintuitivas no início. Aquelas que, ao ficar sabendo, a maioria das pessoas reage com a seguinte frase: "Por que diabos você faria isso?". Se você recebe essas reações constantemente, está fazendo algo certo. Se não estiver, deve considerar começar a fazer coisas desconfortáveis. As coisas difíceis. Veja bem, quando você faz coisas difíceis, elas tendem a ficar menos difíceis com o tempo. Basta pensar em suas próprias experiências, em seus medos. Você se lembra da primeira vez em que precisou falar em público? Foi difícil? E a terceira vez? Quinta vez? Décima vez? Com certeza ficou mais fácil, não é? Lembra daquela primeira vez em que você teve a coragem de convidar alguém para sair? Ou sua primeira apresentação ao vivo? Sua primeira imersão no gelo ou banho frio? Sua primeira vez cozinhando? Sua primeira vez fazendo qualquer coisa. Fica cada vez mais fácil à medida que continuamos trabalhando consistentemente nisso.

    É claro e simples entender isso, mas ainda somos movidos pelo medo e temos relutância para começar coisas que sabemos que nos trarão benefícios. Uma regra prática que uso é me perguntar: "Que porcentagem de pessoas no mundo eu acredito que repetiria esse comportamento com constância?". Quanto menor a porcentagem, maior a probabilidade de continuar o que estou fazendo. Então, por exemplo, tomar um *shot* de bem-estar pela manhã, feito com limão, cúrcuma, gengibre, espirulina, chlorella, ou muitos outros ingredientes. Concordamos que existem coisas mais saborosas que podemos comer ou beber no café da manhã, mas sei quais são as vantagens que esse *shot* traz para a minha saúde. Além disso, estou confiante de que a maioria das pessoas não está fazendo isso. Sei que comem seus alimentos e bebidas processados de sempre, carregados de açúcar. E se estamos tentando viver uma vida de grandeza, precisamos estar prontos para fazer esses sacrifícios. E, como qualquer outra coisa, o sabor se tornará um problema menor com o tempo. Você pode até começar a apreciar o *shot*, desenvolver um gosto por ele e, depois de algum tempo, esperar pela sua dose energizante da manhã. Estou totalmente, cem por cento viciado, nesse momento.

    Outro exemplo básico que costumo dar, mas que dá vida a esse conceito, é em relação ao café. Normalmente, quando começamos a tomar café, a maioria das pessoas adiciona açúcar branco ao expresso, cappuccino ou qualquer bebida com cafeína. O gosto sem qualquer tipo de adoçante é horrível, certo? É o que dizemos a nós mesmos. Com o tempo, e sobretudo se estivermos um pouco preocupados com a saúde, começaremos a tentar diminuir a quantidade de açúcar, até que um dia experimentaremos tomar café totalmente sem açúcar. Não será incrível, mas depois talvez da terceira, quarta vez, dificilmente voltaremos a adoçá-lo. E aí nos perguntaremos: como eu tomei café com açúcar todo esse tempo?

    A mesma ideia se aplica a tomar banho frio pela manhã. Não importa se é verão ou inverno, começo meus dias assim. Quando comecei, era bem menos sofrido fazer nos dias de verão que nos de inverno, mas, depois de algum tempo, não fazia mais diferença. Comecei a gostar mais no inverno. O desafio era maior, assim como o impacto e os benefícios que sentia no corpo. Como dizem, quanto maior o desafio, maior a recompensa. Eu estaria mentindo para você se dissesse que os primeiros segundos me deixam empolgado. Quando

Positividade excessiva, fazer o trabalho e vencer

são 5 ou 6 horas da manhã e está congelando, eu certamente tenho dúvidas. Mas se eu não lutar contra essas dúvidas e simplesmente ligar a água o mais fria possível e entrar, não vou conseguir. Os primeiros quinze segundos são cruéis. A gente perde o fôlego, o coração acelera, mas depois começa a aliviar, e começamos a nos acostumar. Ainda está frio, mas é revigorante, energizante. E quando conseguimos aguentar por alguns minutos, é maravilhoso. Minha experiência é que isso me dá uma sensação semelhante à liberação de endorfina que recebo de uma sessão de treino *hardcore* de 45 minutos. Em questão de alguns minutos. É valioso!

Mas você está certo ao pensar que não é possível que eu goste disso. Acordar às 5 da manhã, malhar tão cedo, depois tomar um banho gelado. E acordar tão cedo e dormir o suficiente significa estar na cama às 20h30, desistindo de passar mais tempo com a família ou amigos. Significa estar disposto a me comprometer e desistir de muito. Mas é o que é preciso para me preparar para vencer. Para estar nesse 1%, não tenho dúvidas sobre o quanto vale a pena. E, também, agora tenho muito claro o que quero para minha vida e para minha família. Fazer coisas difíceis também é um modo de ter mais clareza sobre aonde queremos chegar, por que estamos fazendo essas escolhas e se elas estão nos levando aonde queremos. Posso afirmar que gostava muito menos quando comecei. Agora, eu anseio por esses momentos. Não há nem um milésimo de segundo de dúvida em minha mente quando meu alarme toca. Simplesmente pulo da cama e vou. Não posso me dar ao luxo de perder tempo me questionando ou pensando "Por que estou fazendo isso?". Afinal, eu sou como qualquer um de vocês. Eu tenho o "reclamão preguiçoso interior" dentro de mim, inquieto e querendo que eu pare e vá com calma. Mas sou exigente e me respeito demais para permitir que ele saia ganhando.

Ninguém é perfeito, tudo tem de ser aos poucos. No início, precisamos estar dispostos a manter uma mentalidade de risco zero. Quando estivermos um pouco mais avançados no processo, para nosso bem pessoal e benefício de nossa vida social, aderimos à regra 80/20, de Pareto, quando estivermos combatendo nosso macaco da GI, devemos ser capazes de prevalecer pelo menos 80% do tempo. Porque, lembre-se, é viciante. Se lhe dermos espaço para crescer dentro de nós, muito provavelmente seguiremos pelo péssimo caminho das distrações recorrentes.

E se eu começar o dia assim, com o combo de acordar cedo e tomar banho frio, também tem outro bônus, mais uma sacada valiosa. Na verdade, duas! Adivinhe? As coisas só vão melhorar dali em diante durante o dia. Além de dizer a mim mesmo e ao meu sistema nervoso que nem tudo vai dar certo nem vai correr conforme o desejado. As coisas estão prestes a ficar sérias e mais difíceis. Mas quando estou no chuveiro, congelando, de manhã cedo, a única coisa que consigo pensar é: "Ok, estou pronto. Não há como este dia ficar pior. Daqui em diante, as coisas só melhoram. E se a merda bater no ventilador, estou pronto!".

Em segundo lugar, é um mecanismo muito interessante de me lembrar como estar no presente. Estar muito preso ao passado pode levar à depressão, enquanto estar muito focado no futuro pode levar à ansiedade. Portanto, estar no presente, o que é cada vez mais difícil com todos os dispositivos e ruídos que temos ao nosso redor, é algo em que todos podemos trabalhar. E quando você entra naquele banho frio – congelante! –, tudo o que pode pensar e ouvir é o seu batimento cardíaco acelerado, sua falta de ar. É meio parecido com quando você está prestes a fazer algo que realmente teme, aquele milissegundo quando você está prestes a pular da plataforma do *bungee jump* ou prestes a subir ao palco para seu primeiro evento falando em público. Você acha que pode ter um ataque cardíaco. Mas, em questão de segundos, começa a se ajustar. Acostumar-se com o frio. Seu cérebro entende que você não está sendo ameaçado. Seu corpo entende que o pior já passou. E então você recupera o fôlego e desfruta de todos os benefícios de que já falamos.

Agora, reflita: um banho longo e confortável o preparará mental e fisicamente da mesma maneira? Ele o preparará para o sucesso e para ficar confortável com o desconfortável e o inesperado? Duvido. Esse conforto excessivo só o fará desejar mais dele. É como começar o dia comendo panqueca e tomando milk-shake. Além dos aspectos fisiológicos que o farão desejar mais carboidratos e alimentos carregados de açúcar ao longo do dia, a mente será preparada para desejar mais do mesmo. Goste ou não, o caminho fácil o tornará complacente em longo prazo. Fará você acreditar que tudo é rapidamente alcançável. Que merece gratificação instantânea em vez de gratificação adiada. Mas é tudo fachada, uma verdadeira ilusão do que existe e do verdadeiro potencial que somos capazes de realizar.

Outra regra de ouro que criei é a de elevar o mindset de fazer coisas difíceis a outro patamar, optando sempre pelo caminho mais difícil. E não estou dizendo que em todas as decisões da minha vida sou caxias ao ponto de encontrar sempre o caminho mais difícil de percorrer. Mas, nas principais decisões e situações, essa é uma regra de ouro a ser seguida. Se você tiver dúvidas sobre o que deve fazer, escolha a opção mais difícil. Ela o preparará para o sucesso. Invista no longo prazo. Minimize problemas futuros ao tomar decisões difíceis e praticar ações difíceis hoje.

"Escolhas fáceis em curto prazo levam a consequências difíceis em longo prazo. Escolhas difíceis em curto prazo levam a consequências fáceis em

Positividade excessiva, fazer o trabalho e vencer

longo prazo".[81] Essa é outra citação de Rory Vaden, mas já ouvi muitas variações vindas de outras pessoas. E, muito provavelmente, você também deve ter ouvido. Faz sentido tomar as decisões e atitudes difíceis hoje para impedir que as coisas tomem proporções maiores, também faz sentido agir assim para não ter preocupações nem distrações quanto a repercussões futuras no caso de isso voltar para assombrá-lo.

Cometeu um erro muito grave no trabalho? Vai ser responsável, contar para o chefe e estar pronto para a repreensão, ou vai esconder o que fez e ser descoberto mais tarde? Você precisa tomar uma decisão de negócios em que pode ganhar muito dinheiro em curto prazo, mas terá de se desviar da visão e dos valores da sua empresa. Você vai desistir dessa solução rápida e continuar construindo sua reputação em longo prazo ou vai lucrar, desmotivando e prejudicando a cultura da empresa que você tem construído com tanta diligência? Se estiver pensando em demitir alguém com baixo desempenho, apesar das várias tentativas de virar o jogo, você deixará essa pessoa continuar contaminando a cultura da empresa ou se livrará dela após uma conversa sincera e ponderada? Se não estiver satisfeito com o comportamento da parceira ou do parceiro em relação a algo que continua acontecendo repetidamente, vai guardar para si o que sente, até o sentimento se desenvolver e fazer você explodir e criar uma controvérsia ainda maior, ou vai falar agora para tentar encontrar uma solução adequada para que as coisas não extrapolem no futuro?

Tudo isso são desafios e tribulações pelos quais passamos ou ainda podemos passar em momentos da vida, assim como muitos outros. É o mesmo que acontece com o banho frio. Quanto mais rápido se absorve esse modo de pensar e de lidar com os problemas, melhores serão os resultados. Construiremos mais caráter. Seremos mais respeitados. Você sabe por quê? Porque, mais uma vez, é uma porcentagem muito pequena de pessoas que agem e vivem dessa maneira nos dias de hoje, e se você começar a fazer o mesmo, as pessoas ao redor ficarão chocadas e serão positivamente impactadas, já que essa postura é inesperada. O que deveria ser a maneira padrão de lidar com as coisas, a norma, tornou-se a exceção. Então, novamente, tem-se muitas oportunidades ao agir assim. Cabe a nós tirarmos o máximo proveito dessas oportunidades.

Aproveite ao máximo e dê o exemplo. Na cultura de comparação excessiva que construímos e em que vivemos, vamos mostrar às pessoas um caminho em que, ao se concentrar em seu ofício, ser paciente, consistente

---

[81] THE SCHOOL of greatness. op. cit.

e fazer as coisas da maneira correta, os resultados vêm. Compartilhemos nossos fracassos, não apenas nossas vitórias, pois certamente haverá muitos de ambos ao longo do caminho. Mostre o trabalho duro, os eventos sociais perdidos, os compromissos assumidos. Então, ao alcançar o sucesso, eles poderão entender o que foi necessário em vez de apenas acreditar que foram azarados, que não têm talento ou qualquer outra coisa relacionada ao destino por não estarem no controle da própria vida.

10 regras para a resiliência

Recentemente, encontrei o livro de Joe de Sena *10 Rules for Resilience: Mental Toughness for Families*.[82] Apesar do título, quantificável e propenso ao marketing, o livro acerta ao identificar objetivamente questões-chave da sociedade atual. Questões que impactam nossa resiliência. O livro ainda vai além do que podemos fazer por nós mesmos e se estende para o que podemos fazer no âmbito familiar. Escrito em conjunto com a Dra. Lara Pence, é uma obra que vale a pena ser lida. Passarei brevemente pelas 10 regras para a resiliência, pois ajudarão a esclarecer alguns dos pontos levantados aqui. Mas, por mais que eu o encoraje a ler esse livro elucidante, também vou apresentar minha opinião sobre as regras. Muitas das quais coincidem com minhas crenças.

1. Você não consegue, até que consegue: podemos nos beneficiar tremendamente com o aumento da autoconfiança. Todas as pessoas que realizaram grandes feitos começaram do zero um dia. O mais importante é acreditar, começar e ser consistente.
2. Merecido, e não de mãos beijadas: raramente ganharemos coisas na vida. Ao menos não a maioria de nós. E é muito mais gratificante merecer algo do que simplesmente ganhar. A propósito, os troféus de 12º lugar estão prestando um grande desserviço à sociedade e têm o potencial de tornar as gerações atuais e futuras muito brandas e inadequadamente acostumadas ao desempenho medíocre e ao reconhecimento errôneo, o que causa outro leque de problemas à sociedade.
3. Comprometa-se com o *Nada de desculpas*: sem desculpas. Comprometa-se. Lembre-se de onde você veio e para onde quer ir.

---

[82] DE SENA, J. **10 Rules For Resilience**: Mental Toughness For Families. Nova York: Harper Collins. 2021.

Positividade excessiva, fazer o trabalho e vencer

Encontre seu foco para evitar mesmo os mínimos desvios, pois eles se acumulam rapidamente.

4. Viva seus valores: é necessário saber a razão do esforço. Quais são os valores e propósitos que nos movem e quais são nossos limites para saber quando estamos nos desviando deles. É tão simples quanto o que aprendemos na infância, não faça com os outros o que não gostaria que fosse feito com você.

5. Falhe com foco: o fracasso é um trampolim para o progresso. Acostume-se e aceite. Por mais difícil que pareça e seja praticar isso, é a verdade. O fracasso cria resiliência e oferece lições que seriam impossíveis alcançando apenas o sucesso. Basta se preparar com antecedência e analisar o resultado para tirar o máximo proveito dessas situações, evitando falhas futuras.

6. Dedique-se à rotina: crie hábitos saudáveis (físicos, mentais, espirituais, emocionais) que o prepararão para o sucesso contínuo. Todo mundo é diferente, mas encontre seu ritmo e repita-o dia após dia. A rotina simplifica a vida e nos permite saber para onde estamos indo e ao que estamos visando, diminuindo a probabilidade de segundas intenções, muitas vezes inconscientemente desejadas.

7. Disciplina gera responsabilidade: a disciplina só virá quando você encontrar algo que realmente o inspire e que envolva estar a serviço de outros e ser responsável por eles. A consistência é a chave. Tendemos a ficar profundamente aborrecidos quando somos tirados da rotina ou quando surge algo inesperado. Prova de que amamos a disciplina.

8. Em meio à natureza: cerque-se da natureza e evite distrações. É uma premissa básica dos benefícios que a Mãe Natureza provê para a saúde versus o prejuízo que a gratificação instantânea e os dispositivos eletrônicos causam. Há também a importância de descansar, mesmo que acreditemos na rotina. Precisamos de algum tempo de inatividade com a família para recarregar e voltar com força.

9. Coragem pura: o medo não vai a lugar algum. Ou tentamos superar nossos medos, ou eles assumirão o controle sobre nós e nosso potencial para crescer. Joe usa um acrônimo incrível e extremamente valioso e direto no capítulo em que fala disso, e eu pretendo compartilhá-lo. O autor o chama de acrônimo BRAIN, para ser usado para fins de tomada de decisão, quando sentimos medo. Primeiro comece fazendo estas perguntas:

- Quais são os BENEFÍCIOS de fazer isso?
- Quais são os RISCOS de fazer isso?
- Quais são as ALTERNATIVAS e quais são os benefícios e riscos de cada uma?
- Qual é o meu INSTINTO?
- E se eu não fizer NADA?

Ele também compartilha como usa essa sigla em casa com toda a família, o que também pode ser útil:

- BAFEJAR: respire fundo algumas vezes.
- RECONHECER: nomeie o que você está sentindo (medo, preocupação, constrangimento, nervosismo, ansiedade etc.)
- ARMADURAS: identifique as ferramentas de que você precisa para ser corajoso nessa situação.
- IMAGINE uma vitória: pense em como você se sentirá depois de enfrentar seu medo.
- NAVEGUE: dê o próximo passo. Siga em frente.

Pensar um pouco no que causa o medo ajudará a racionalizá-los e, às vezes, até entender que é a mente nos pregando peças.

10. Pronto para o que vier: "A verdadeira garra é consumir fracasso no café da manhã, desafio no almoço e luta no jantar". Essa citação resume bem esse ponto. Esteja preparado para qualquer coisa. Esforce-se para que sua vida seja a sua preparação; assim, quando algo acontecer, esperado ou inesperado, você estará pronto para dar o seu melhor.

A essa altura, você já deve ter percebido que neste capítulo fiquei mais em cima de você. Ainda positivo, mas mais pragmático. Ainda empático, mas menos gentil e complacente. Claro, mais agressivo, mas espero que ainda edificante e inspirador. Porque é isso o que é preciso para vencer.

Se você não está feliz com os rumos que sua vida está tomando, seja com trabalho, relacionamentos, condicionamento físico, crescimento ou qualquer outra coisa, então é seu dever mudar. É hora de parar de choramingar e reclamar e usar o tempo que você gasta pensando nesses sentimentos e problemas de baixa autoestima para criar soluções para si mesmo e tomar uma atitude.

Se você está se sentindo pressionado, seja grato por isso. Como muitos dizem, a pressão é uma dádiva. Só é necessário saber a quantidade certa de pressão que consegue sustentar, e eu digo isso principalmente quando você

Positividade excessiva, fazer o trabalho e vencer

está lidando com a pressão e os altos padrões que impõe a si mesmo. Geralmente é você que mais exige de si mesmo. E é exatamente isso que deve almejar. Essa crença final e pressão autodirigida para ser melhor a cada dia. Como Thomas Carlyle disse uma vez: "Sem pressão, não há diamantes!". Você está pronto para começar a lapidar o seu?

Vencendo

"Vencer é mais divertido do que a diversão é divertida".[83] Autor best-seller, empreendedor em série e lista de 50 abaixo de 50 da Forbes, Ed Mylett cunhou essa frase que chama a atenção. Afinal, quem não gosta de se divertir? Nós somos atualmente a cultura da diversão, não somos? Explorar as redes sociais, jogar on-line por horas, tantas opções do que fazer com amigos e familiares que com frequência perdemos a noção do tempo e acabamos procrastinando coisas importantes. Isso deve estar claro agora e, quando analisamos nossa vida, não é preciso muito para perceber a verdade.

Todo mundo gosta de se divertir, e de maneira alguma devemos deixar de fazer isso. Divertir-se e comemorar faz parte da vida; vencer, também. As férias são um bom exemplo. Quem não gosta de férias? Viajar, passar tempo com os entes queridos. Mas aproveitamos mais as férias quando damos tudo de nós no trabalho, na rotina, e depois conseguimos tirar aquela semana ou duas para realmente relaxar e nos divertir. Sem culpa e merecendo de verdade.

Sendo um pouco extremista, mas só para explicar melhor, como você acha que se sentiria se tivesse seis meses de férias por ano e trabalhasse os outros seis? A princípio, podemos dizer brincando: "É o que eu sempre sonhei!", mas você não acha que é provável que dê menos valor às suas férias? Com certeza! Isso se tornaria a norma. Depois de algumas semanas ou talvez alguns meses, esse privilégio poderia se transformar em algo que você não acreditasse que mereceu, em especial se esse fosse o caso ano após ano.

Mas vencer é mais divertido do que a diversão é divertida. O conceito está ligado à vitória suada, e não à diversão facilmente acessível sobre a qual já falamos bastante. Tem a ver com a sensação viciante de vencer ou ter sucesso em algo em que colocamos coração e alma durante incessantes horas de suor e lágrimas. Das coisas de que tivemos de abrir mão para alcançar aquele objetivo

---

[83] WINNING Is More Fun Than Fun Is Fun Ft. Ed Mylett. REAL AF with Andy Frisella, ep 104. 2021. Vídeo (1h20min1s). Publicado pelo canal Andy Frisella. Disponível em: www.youtube.com/watch?v=qpHX3PhCozs. Acesso em: 19 jul. 2022.

Manifesto da felicidade

tão almejado. Para dar aquele passo a mais para o crescimento pessoal e desenvolvimento. Quanto mais exigente a vitória, melhor a sensação, não é mesmo?

Fazendo outra analogia com o esporte, não fica claro que as equipes esportivas e os atletas valorizam mais as vitórias suadas do que as relativamente fáceis? Aquela vitória em fase eliminatória de Copa do Mundo com um empate no último minuto do tempo normal e a vitória vinda na prorrogação ou aquela vitória tranquila de 4x0 já definida no primeiro tempo? Aquela onda perfeitamente surfada que veio nos últimos segundos e que permitiu a virada ou ganhar com uma interferência do oponente? Aquela final olímpica de vôlei com um tie-break de quinto set interminável ou uma lavada de 3x0? É visível no rosto dos atletas, não é? Os principais vencedores querem vencer todos os dias, independentemente das circunstâncias, mas quando eles têm de ralar, trabalhar duro e se esforçar ao máximo, não há dúvida de que é quando mais gostam. E não somos diferentes. É quando o jogo se torna verdadeiramente viciante.

Essa máxima vale para todos os aspectos da vida. É necessário se esforçar para fazer um relacionamento dar certo, não importa o quanto as conversas e a situação sejam difíceis. É necessário trabalhar duro para fazer um negócio decolar ou para ser notado pelos principais executivos das empresas. Vencer tem um preço. E não é barato.

Algumas das principais características dos vencedores são paciência, persistência e autoconfiança. Crença no processo. Mas, em última análise, é a consistência para superar obstáculos, independentemente das circunstâncias.

Outro grande conceito que exemplifica a necessidade dessas características para vencer e que nos ensina a ter paciência, em vez de esperar realizar e alcançar feitos em curto prazo, é o que Ed exemplifica como a sala de 1-5-10-20 anos[84]. Pense nisso como uma pirâmide. Quando você começa algo novo e está no primeiro ano, você tem muita concorrência. Existem muitas pessoas, empresas tentando ter sucesso, seja em seu setor ou com um produto ou serviço relativamente semelhante ao seu. De acordo com o Bureau of Labor Statistics, 20% dos negócios terão falido no primeiro ano. Esse número sobe para 30% no fim do segundo ano e para 50% no fim do quinto ano.

Se você chegou até aqui, seja bem-vindo à sala de 5 anos. Sua concorrência já foi cortada pela metade. Você provavelmente está começando a ver mais volume de negócios, pois está obtendo alguma participação de mercado de seus concorrentes. Você provavelmente tem também uma mentalidade mais forte, pois em cinco anos com certeza passou por muitos percalços e

---
84 *Ibidem.*

Positividade excessiva, fazer o trabalho e vencer

falhas subliminares, mas ao contrário dos outros negócios, conseguiu continuar lutando e ainda está no jogo. Até o fim da década, 70% dos novos negócios terão falido. Isso significa que, em vez de cem concorrentes, você terá apenas trinta. Se você estiver em um setor com uma barreira de entrada mais alta ou tinha uma proposta de valor muito exclusiva e apenas vinte concorrentes no primeiro dia, agora terá seis. Se houvesse dez, agora há apenas você e mais 2.

As coisas estão começando a parecer muito mais promissoras agora, não estão? Todo mundo quer ser líder de mercado, o número 1 em tudo o que faz. Mas é apenas agindo com consistência, paciência e confiança no processo que provavelmente alcançaremos a vitória. São apenas as probabilidades de como funciona. E ao estendermos isso para 15, 20, 30, 40 anos, as coisas só parecem mais promissoras. Menos competição, mais colaboração e a certeza de que todos estão ganhando.

Diferentemente dos esportes, onde apenas uma equipe ou atleta é o campeão em um determinado evento ou turnê, a vida permite vários vencedores por setor.

Mais um ponto interessante que Ed levanta é que provavelmente aqueles outros poucos concorrentes que estavam lá no primeiro dia e chegaram à sala de 10 anos e depois de 20 anos e, posteriormente, às salas ainda mais exclusivas de 30 anos, 40 anos e assim por diante, provavelmente começarão a se tornar seus amigos. À medida que o setor fica menor, esses negócios se tornam colaboradores em potencial e podem aproveitar uns aos outros. O cenário fica menos competitivo à medida que a pressão para sobreviver diminui e sobra mais espaço para desenvolver a grandeza e apoiar os outros. Nossa mente agora está em outro nível. Além disso, você ficará empolgado por estar naquela sala cheia de vencedores! Pessoas que se esforçaram, trabalharam de maneira inteligente e com afinco para estar ali com VOCÊ! Entenda que já venceu, pelo menos até certo ponto. Não tem mais que vencer à custa de mais ninguém, mas por meio do trabalho duro, da consistência e do foco. Você controla o seu destino.

Fique obcecado com algo que você está fazendo e se aperfeiçoe nisso. Você pode ter vários empreendimentos, mas tente fazer com que sejam relacionáveis e vinculados uns aos outros. Se sua paixão é comida, você pode lançar uma marca de alimentos, que depois se transforma em uma empresa de fabricação de alimentos, que pode se transformar em um restaurante e talvez mais tarde em uma franquia. Se você gosta de saúde, pode fazer sentido lançar uma linha de suplementos e depois escaloná-la para lojas físicas ou um mercado on-line e eventos fitness. Se o seu negócio é finanças, você pode começar a trabalhar para alguém do mercado financeiro, depois prestar consultoria, depois abrir o próprio fundo e um portal de notícias on-line de finanças. Isso é ter foco. Isso é aderir às suas crenças e se comprometer com um plano.

Algumas pessoas mencionam com frequência a dicotomia talento versus dedicação. Sinceramente, acreditar no talento mais do que na dedicação, no talento bruto sobre a ética de trabalho consistente, disciplina e consistência é o mesmo que acreditar que você realmente terá sucesso em curto prazo. São poucas as pessoas que nascem com talento, mas mesmo elas precisam nutrir outros traços e características para garantir sucesso em longo prazo. Basta olhar em volta e ver quantas pessoas que tinham talento acima da média o desperdiçaram por não fazerem o que é preciso para se destacar e vencer. E, sim, todo mundo enfrenta desafios externos que podem dificultar a superação, e é por isso que se condicionar para estar melhor preparado para quando esses tempos chegarem é crucial.

Um desses constantes desafios externos que sempre enfrentaremos é ter *haters* e céticos. Nesse primeiro estágio, haverá mais gente duvidando de nós que nos odiando. Até mesmo amigos e parentes mais próximos duvidarão de nós. Eles podem não dizer isso, mas dá para ver nos olhos deles. E à medida que fazemos a transição para essas salas de 5-10-20 anos, esses céticos podem se transformar em inimigos. A menos que seja o verdadeiro círculo íntimo, a maioria das pessoas sempre nos apoiará e nos parabenizará somente até começarmos a nos sair melhor do que elas. Então a inveja começa a se infiltrar. Podemos ceder aos pensamentos e às crenças dessas pessoas e desistir ou usá-los como combustível. Combustível esse que nos motivará ainda mais. Ainda mais é a chave aqui. Esse não pode ser nosso único combustível, temos autoconfiança, propósito e razões pelas quais estamos desistindo de tanto para realizar qualquer que seja o nosso objetivo. Mas esse fogo extra é útil quando os tempos ficam difíceis. "A vontade de vencer é algo com que nascemos e depois nos é lentamente tirado."[85] Esse pensamento de Andy Frisella é verdadeiro, mas só se torna real se permitirmos. Se nos acomodamos e não temos autoconsciência e diligência. Mas, lembre-se: estamos no controle das nossas ações e da nossa fé. Ou pelo menos deveríamos estar. Portanto, nunca devemos comprometer nossa vontade de vencer, seja qual for a vitória que almejemos ou o significado que vitória tenha para nós.

Meu pai sempre me diz que "as pessoas estão olhando. Independentemente de você estar percebendo ou não, as pessoas o estão observando. O que você faz, como você age, como você reage. Como você progride. Quer você goste ou não, acredite ou não". E isso pode ser para o bem ou para o mal. Mas, fazendo as coisas de maneira diligente, ética e com as intenções certas, seremos notados pelas pessoas que importam para nós. Aqueles que

---

[85] *Ibidem*.

Positividade excessiva, fazer o trabalho e vencer

podem entrar em nossas vidas e nos ajudar a alcançar o próximo patamar. Aqueles que estão dispostos a nos orientar para absorver a sabedoria e o conhecimento que reuniram ao longo da própria jornada, que nos permitirão fazer o mesmo para as próximas gerações.

Tim Grover, que teve o prazer e a honra de ser treinador de grandes nomes como Michael Jordan, Kobe Bryant, Dwyane Wade e muitos outros atletas de relevância mundial divide conosco, no livro W1NNING: The Unforgiving Race do Greatness, sua versão realista e direta do que é a vitória. Ele tem um conceito a que chama de os 13 princípios da Vitória. Ele também mantém todos os treze na mesma posição, a 1ª, para mostrar que todos têm a mesma importância e podem ser lidos em qualquer ordem. Vamos a eles:[86]

1ª VITÓRIA modifica você, e a diferença assusta as pessoas;
1ª VITÓRIA trava batalhas na mente;
1ª VITÓRIA é a sua aposta derradeira;
1ª VITÓRIA não é vazia de coração, mas você o usará cada vez menos;
1ª VITÓRIA é deles, sua obrigação é tomá-la para si;
1ª VITÓRIA quer você por inteiro; não há equilíbrio;
1ª VITÓRIA é egoísta;
1ª VITÓRIA faz você atravessar o inferno. E, se você desistir, é lá mesmo que vai ficar;
1ª VITÓRIA é uma prova sem respostas certas;
1ª VITÓRIA conhece todos os seus segredos;
1ª VITÓRIA nunca mente;
1ª VITÓRIA não é uma maratona, é um *sprint* sem linha de chegada;
1ª VITÓRIA é tudo.

Leia esses princípios repetidas vezes, e em qualquer ordem, como Tim sugere. É uma ótima forma de perceber o que é vitória. Nada de fazer concessões.

E ele conclui a lista dizendo: "Pare de temer o que você vai se tornar. Você deveria ter mais medo de *não* se tornar. Se você não pode comprar sua própria ideia, se não acredita que está pronto ou que merece, se não está disposto a se dedicar ao próprio sucesso, você nunca ganhou, e provavelmente não ganhará. Porque todos os vencedores entendem uma coisa: há um preço a ser pago, e você terá que pagá-lo".

---

[86] GROVER, T. S; WENK, S. L. **Winning**: The Unforgiving Race to Greatness. Nova York: Relentless Publishing, 2021.

Outra forma de enfatizar o que é necessário para alcançar a vitória e o quanto isso é brutal em todos os aspectos da vida se pensarmos em tudo o que será comprometido para que o foco seja atingir a grandeza é o que Tim chama de teste de vocabulário para descrever vitória em uma única palavra. Ele diz que as respostas mais comuns dos atletas e profissionais da área de negócios são: *Gloriosa. Eufórica. Sucesso. Domínio. Conquista. Poder. Satisfação. Triunfo. Incrível. Maravilhosa.*

"Não são respostas ruins. Se a sua estiver na lista, você se encaixa com a maioria. Se for onde você deseja estar. É claro, qualquer um pode se encaixar nela. A excelência se destaca." Ele prossegue e compartilha as respostas de pessoas que ele chama de *excelentes*. Tanto nos esportes quanto nos negócios, pessoas com quem teve o prazer de trabalhar:

Selvagem. Difícil. Maldosa. Rude. Suja. Implacável. Incontrita. Desinibida.
Kobe: "Tudo".

Singularidade universal

Gosto de me lembrar sempre do seguinte truísmo sob o qual vivo. "Somos como todo mundo, mas diferente de qualquer outra pessoa. Eu sou como todos vocês, mas diferente de qualquer um de vocês". Eu gosto de chamar isso de singularidade universal. Universal no sentido de que somos todos iguais, passamos por problemas muito semelhantes, talvez de magnitudes diferentes, em diferentes estágios da vida. No final, temos dificuldades de relacionamento semelhantes, questionamos a nós mesmos e nosso potencial de maneiras semelhantes, temos medos semelhantes. E as pessoas continuam seguindo em frente.

Da mesma maneira, todos somos capazes de alcançar a grandeza. De realizar os sonhos mais loucos. Sim, somos de diferentes origens, continentes, culturas, etnias. Tudo isso tem impacto na nossa ascensão e, consequentemente, nas nossas oportunidades. Por outro lado, também temos o poder de controlar nossa vida, nossas escolhas e nossas ações. Ter autoconsciência e, às vezes, um mentor ou aquela mão amiga, um livro ou podcast para nos guiar ao longo do caminho pode ser tudo o que precisamos para alcançar esse mindset transformador. Mas todos podem vencer na vida. Melhorar a situação atual e fazer com que as próximas gerações tenham condições de vencer em uma escala ainda maior e alcançar maiores sucessos, independentemente do significado que damos à grandeza e ao sucesso.

Por universal, e ao dizer que somos como todos os outros, é preciso entender que devemos ser respeitosos com todos os outros. E a melhor

Positividade excessiva, fazer o trabalho e vencer

maneira de fazer isso é sendo cuidadoso e atencioso com o que sentimos, dizemos e fazemos. Seja respeitoso com as preferências de cada pessoa, com o estágio em que cada pessoa se encontra. E se tivermos passado por algo e virmos que outra pessoa passa pela mesma situação, devemos oferecer algum conforto e diminuir seu fardo ao compartilhar nossas experiências pessoais, contando como nos sentimos e agimos naqueles momentos. Dessa maneira, ajudaremos essa pessoa a passar por aquela situação, através da empatia, nos colocando em seu lugar naquele determinado instante, sem adicionar encargos ou desconfortos extras.

Compartilhar é um tópico chave aqui. Precisamos compartilhar mais: experiências boas e ruins. Quando compartilhamos, nos sentimos unidos, nos sentimos fortalecidos. A confiança aumenta, crescemos, adquirimos conhecimento e sabedoria, nos sentimos parte de uma comunidade. É isso que possibilita ser surpreendido positivamente; o que, por sua vez, tende a levar a resultados positivos. Só precisamos ser capazes de ultrapassar a barreira do medo.

Mas, agora, sabemos. Quando sentirmos medo de compartilhar qualquer coisa com alguém, devemos nos lembrar deste ditado: "Somos como todo mundo, mas diferente de qualquer outra pessoa. Eu sou como todos vocês, mas diferente de qualquer um de vocês". É bom se lembrar de todas as coisas positivas que surgirão disso. Ao tirarmos esses pensamentos do campo da mente, ao compartilhá-los com quem provavelmente tem lutas semelhantes, ficaremos confortáveis com o fato de que não somos um alienígena, as únicas pessoas no mundo se sentindo assim ou passando por essa situação. Ou se essas pessoas tiveram uma luta semelhante no passado, serão as únicas capazes de compartilhar a experiência conosco, trazendo-nos algum conforto também.

E, sim, precisamos compartilhar dificuldades e sucessos. Todo mundo se sente extremamente confortável em compartilhar sucessos e experiências positivas nas mídias sociais, mas raramente compartilha fracassos e dificuldades. Na vida real, a maioria das pessoas tende a ser muito relutante e incapaz de compartilhar sucessos e receber elogios. É preciso ser capaz de encontrar o equilíbrio e a harmonia em compartilhar um pouco de tudo. Ser autêntico e honesto em compartilhar sucessos e fracassos, para que outros percebam que é assim que as coisas acontecem. Todo mundo tem dias bons e dias ruins, independentemente de quem sejamos ou de onde estamos na vida. De quanto dinheiro ou amor temos ou quão pouco dinheiro ou amor temos. Portanto, se estivermos cientes de que os outros estão sempre se comparando a nós, assim como inconscientemente tendemos a fazer o mesmo, nada mais justo do que adotar essa abordagem e mostrar como as coisas realmente são, mostrar a realidade. Há um ditado famoso relacionado que diz "Vocês só veem as cachaças que eu tomo, e não os tombos que eu levo". Acho que é justo dizer que, se vamos de alguma maneira nos comparar e imitar os outros, seria melhor para a saúde emocional de todos compartilhar igualmente fracassos e sucessos.

A outra metade do ditado, "mas diferente de qualquer outra pessoa", é o que acredito ser minha missão de vida. Ajudar as pessoas a se conscientizarem da magia singular que elas têm dentro de si. Que não somos como ninguém na forma como somos construídos, seja física, emocional ou espiritualmente. Somos verdadeiramente únicos. E se somos verdadeiramente únicos nessas esferas, é porque temos algo inspirador para liberar e compartilhar com o mundo. Todos somos super-heróis com um superpoder mágico esperando para ser descoberto e, com certeza, quando percebermos isso, traremos grandes benefícios ao mundo. Ao cultivar esse dom em nós, o compartilhamos com o mundo para que outros possam se beneficiar e inspirar.

Lembre-se de quando estávamos falando sobre o impacto das escolhas diárias acumuladas e que são elas que levam ao sucesso ao longo do tempo. Imagine qual seria o resultado de bilhões de pessoas liberando, de maneira colaborativa e inspiradora, seu super-herói interior. Mesmo energeticamente, se isso é algo em que você acredita. Cada pessoa inspirando a outra a fazer a própria magia e compartilhá-la com o mundo, fazendo nosso cérebro entrelaçar toda essa sabedoria para criar ideias, negócios, produtos e serviços inovadores que possam espalhar o bem.

E não há maior liberdade e alegria do que descobrir o que estamos destinados a fazer. Qual é o superpoder que precisamos aguçar e afinar para poder trazer maior graça e leveza aos que nos rodeiam. Tenha alguém que você ame nesse estado de *flow* constante, cheio de energia, e amor. Isso é o que eu chamo de inestimável, verdadeiro. O meu pote de ouro particular. É difícil haver algo mais contagioso que isso que possa nos vir à mente.

Vá com calma, experimente, entenda o que o move. Entenda qual é a sua paixão, o seu *ikigai,* como sugere a cultura japonesa. Não há necessidade de se pressionar em excesso. Com o tempo, tudo ficará mais evidente e natural. Siga sua intuição. Seu instinto. E quando achar que o encontrou, mergulhe fundo nesse mundo de autodescoberta e concentre-se em melhorar seu ofício e sua singularidade. Não só para você, mas para aqueles que você conhece e os que não conhece. Aqueles que você um dia pode conhecer ou que talvez não conheça nunca, mas que, de algum modo, terão sido impactados positivamente por você.

Porque agora você sabe.

Somos como todo mundo, mas diferentes de qualquer outra pessoa. Eu sou como todos vocês, porém diferente de qualquer um de vocês.

Positividade excessiva, fazer o trabalho e vencer

Aprendizados:

1. O excesso de positividade também pode se tornar negativo. Portanto, é bom balancear a positividade excessiva com um pouco de pragmatismo.
2. Todos somos, inevitavelmente, procrastinadores. Cabe a nós nos impormos prazos e não deixar que a preguiça seja o principal causador da procrastinação.
3. Gaste tempo hoje fazendo coisas que vão lhe salvar amanhã. O tempo é sagrado, multiplique-o.
4. Acostume-se a fazer o difícil e a escolhê-lo de modo consistente, pois o trabalho árduo, sacrificante e, muitas vezes, indesejado quase sempre trará os maiores aprendizados e crescimento.
5. Fique confortável com o desconfortável. Não seja paralisado pelo medo.
6. Nos momentos de dificuldade e autocobrança, respire fundo e siga em frente.
7. Não importa a dificuldade, lembre-se para onde você quer ir. Lembre-se de quais são os seus objetivos. Lembre-se do motivo de estar fazendo aquilo. Lembre-se de onde você estava quando começou essa jornada de transformação física, mental, emocional e espiritual.
8. Nada cai do céu. Não conte com o acaso.
9. Não dê ouvidos ao seu reclamão interior. Aprenda a identificá-lo, a domá-lo e a combatê-lo com intensidade toda vez que ele aparecer. Use-o como seu pivô de produtividade.
10. Acostume-se com o conceito de *zero compromise*. A disciplina gera responsabilidade, e ela só vira, portanto, quando você encontrar algo que realmente o inspire e o motive a estar a serviço dos outros e a ter responsabilidade sob eles.
11. Seja paciente, persistente e acredite no processo. Lembre-se da sala de 1-5-10-20-30-40 anos.
12. A dedicação e a disciplina ganham do talento, sempre.

13. "Vencer é mais divertido do que a diversão é divertida." Vencer não é glorioso, eufórico, poderoso, triunfal, incrível ou maravilhoso. Vencer é selvagem, difícil, maldoso, rude, sujo e implacável. Como diria Kobe Bryant: "vencer é tudo".
14. Singularidade universal: somos como todo mundo, mas diferentes de qualquer pessoa. Eu sou como todos vocês, porém diferente de qualquer um de vocês.

# epílogo

Meu último pedido: reciprocidade e mentalidade de mentor-mentorado

Espero que, a essa altura, todos já tenham entendido que "se você não arranja tempo para o bem-estar, será forçado a arranjar tempo para a doença", como disse o Dr. Daniel Amen. Mas também espero ter sido capaz de fornecer as ferramentas e, o mais importante, a mentalidade para que cada um crie uma base sólida que vá além do próprio bem-estar, gere reciprocidade e reverbere bem-estar e alegria para os outros.

Que melhor maneira de fazer bondade, generosidade, amor, respeito, tolerância, amor-próprio, autocuidado, curiosidade, paciência, perseverança, humildade e empatia viralizarem e serem gravados em cada um de nós do que ajudando a promover esses valores e sentimentos a maior quantidade de vezes possível ao longo da vida?

Afinal, estamos todos aqui para servir, para compartilhar nossa sabedoria com outras pessoas que estão em um momento diferente da vida e que precisam de apoio extra, conhecimento e atenção para continuar seguindo em frente, para continuar lutando pela grandeza e pelo bem. Que melhor maneira de mostrar nossa gratidão por aqueles que vieram antes de nós, abrindo o caminho e facilitando nosso progresso para alcançarmos os próprios insights inovadores, do que fazer o mesmo e lançar as bases para aqueles que virão depois?

> **todo Gates precisa
> de um Buffett
> toda Winfrey
> precisa de uma Angelou
> todo Zuckerberg
> precisa de um Jobs**

Se nos lembrarmos de que somos todos iguais e que a maioria enfrentará desafios semelhantes, podemos, com facilidade considerável, tirar alguma inspiração dessa semelhança. Certa vez li uma citação em um pôster de um autor desconhecido que dizia: *Todo Gates precisa de um Buffett, toda Winfrey precisa de uma Angelou, todo Zuckerberg precisa de um Jobs*. É difícil não concordar. Podemos acrescentar a máxima que o autor Tim Ferriss usa: "Você é a média das cinco pessoas com quem mais se relaciona".[87] Se resumirmos essas duas frases em conceitos, vemos a importância de ter mentores de valor à nossa volta para impulsionar nosso crescimento e quem somos, pessoal e profissionalmente.

Seja para trocar ideias, construir novos relacionamentos, ter uma experiência única de aprendizado, manter-se atualizado com outras gerações, promover crescimento pessoal ou deixar um legado, independentemente do lado do espectro em que estejamos, seja como mentor ou mentorado, é algo em que devemos mergulhar, algo que devemos experimentar. É uma situação em que todos os envolvidos ganham. Uma experiência extremamente gratificante.

Quanto à mentoria, um modelo que realmente se destaca é a comunidade de liderança global que a YPO adotou nos últimos cinco anos, que foi idealizada, criada e desenvolvida por Catherine Hodgson, do YPO Cape

---

[87] ROBINSON, M. Tim Ferriss: "You are the average of the five people you most associate with". **Business Insider**, 11 jan. 2017. Disponível em: www.businessinsider.com/tim-ferriss-average-of-five-people-2017-1. Acesso em: 19 jul. 2022.

Meu último pedido: reciprocidade e mentalidade de mentor-mentorado

Town, África do Sul. Catherine tinha experiência de mais de dez anos com outros programas piloto de mentoria, dentro e fora do YPO. Todo esse conhecimento foi empregado nessa bela estrutura que agora está em vigor na organização. Houve contribuição profunda do prolífico coach e expert em gestão David Clutterbuck para o desenvolvimento do conteúdo da *Mentoring Masterclass*, mas foi o trabalho de Catherine na Catherine Wheel e em outras plataformas inspiradoras que teve os avanços mais inovadores na área.[88] Antes de adentrar nas plataformas, o programa de mentoria YPO define alguns papéis e expectativas que devem ser assumidos tanto pelo mentor quanto pelo mentorado e que refletem várias características interessantes que abordamos ao longo deste livro, e essa parece ser uma boa forma de encerrarmos.

Aqui estão os cinco pontos esperados tanto de mentores quanto de mentorados, e que foram delineados pelo programa de mentoria YPO:

- Manter confidencialidade, honestidade e compromisso;
- Estar disposto a aprender;
- Revisar o aprendizado e os relacionamentos em intervalos;
- Dar feedback construtivo;
- Ser entusiasmado, franco e aberto.

Esses parecem ser pontos diretos e relativamente simples, mas quando paramos um pouco para refletir, vemos o quanto são complexos e exigentes. O primeiro e o quinto pontos mencionados, "manter confidencialidade, honestidade e compromisso" e "ser entusiasmado, franco e aberto", são características que darão o tom da relação mentor-mentorado, assim como na vida. Podemos vê-los como a base para a relação e o processo que se pretende desenvolver. Além disso, ambos estabelecem uma intenção de como tratar o outro em trocas, sendo ao mesmo tempo verdadeiro e honesto consigo mesmo.

Os três outros princípios são mais centrados no crescimento pessoal, na curiosidade e no autodesenvolvimento de uma maneira menos abstrata. No entanto, ainda giram em torno do cuidado com a pessoa com quem a comunicação é estabelecida, o que é crucial, pois nos mostra que podemos e devemos continuar nos esforçando para prosperar cada vez mais, mas não à

---

[88] HODGSON, C. **Handbook for mentors and mentees**. Irving: YPO, 2017. A informação contida nas três imagens seguintes foi retirada deste livro de Catherine Hodgson.

custa dos outros ou da base que estabelecemos para o início de uma relação de confiança.

A vontade de aprender, os métodos para revisar esse aprendizado em intervalos e dar feedback construtivo – tudo construído sobre uma base forte – tornam o processo único, ponderado e confiável. É como se todos os desafios e as dificuldades enfrentadas ao tentar aprender algo novo estivessem envoltos em um abraço e protegidos por nossa confidencialidade, honestidade, compromisso e entusiasmo – para não mencionar que, antes disso, ainda precisamos desaprender algum hábito difícil de largar. Quando pensamos dessa maneira, a mudança não parece mais palpável e fácil de ser alcançada? Principalmente quando lidamos com uma pessoa mais experiente, não necessariamente na idade, mas em determinado assunto, que continua tendo a disposição de desafiar e incentivar o mentorado a chegar aos próprios insights de maneira edificante e entusiasmada.

Para além do tempo dedicado a servir e ajudar outra pessoa que se encontra na fase inicial da jornada, essa vontade de desafiar, "pensar mais profundamente, abordar questões incômodas e definir ambições mais elevadas" é certamente um dos aspectos mais poéticos e belos do programa de mentoria ou do relacionamento. Fazer tudo isso enquanto reforça a crença do mentorado em seu próprio potencial é a melhor forma de gastar mais seu tempo. E, no final das contas, trata-se de uma experiência interessante e provocadora para ambos os lados do relacionamento, já que tanto o mentor quanto o mentorado colhem grandes benefícios.

Sigamos os três *frameworks* mencionados!

O modelo Catherine Wheel, desenvolvido por Catherine Hodgson (você pode encontrar mais informações sobre o trabalho dela no site www.shift mentoring.com), é construído com três círculos diferentes que representam o programa, os relacionamentos e a conversa. Apesar de todos serem importantes, nosso foco se manterá sobretudo nos dois círculos internos, que estão sob nosso controle e podem ser aplicados na vida e nos relacionamentos, independentemente de sermos mentores ou não.

O Relacionamento: Quando lemos, parece tão intuitivo, não é? Meio parecido com aquela invenção revolucionária sobre a qual ninguém pensou a respeito, mas, quando vê, se sente bobo por não ter sido o inventor, certo? E é aí que está a beleza: na simplicidade dos conceitos e na facilidade da implementação. Alguns conceitos que abordamos repetidamente e que demonstraram estar no centro da mudança de comportamento.

Se nos lembrarmos de que somos todos iguais e que a maioria enfrentará desafios semelhantes, podemos, com facilidade considerável, tirar alguma inspiração dessa semelhança.

COMEÇAR
Construir valores de
relacionamento alinhados

PROPÓSITO E OBJETIVOS
definir os propósitos, quais são
os objetivos imediatos?
Aspirações (próprias e do negócio)

APRENDER
aprender ao compartilhar
experiências mútuas

REVISAR
fazer mudanças, se necessário,
rever o relacionamento continuamente
e rever os objetivos

PREPARAR-SE PARA SEGUIR EM FRENTE
grandes sacadas, reflexões,
o que vem a seguir?

    Para começar, vamos nos concentrar na construção de relacionamentos, em alinhar valores e conhecer mais a outra pessoa. Isso geralmente envolve ser bom ouvinte, mais do que bom comunicador. E ser um bom ouvinte não costuma ser tão simples quanto acreditamos. Você já se pegou ouvindo alguém, mas pensando no que discorda e querendo mostrar seu ponto de vista? Ou ouvindo apenas para esperar sua vez de falar, sem de fato processar o que está sendo dito? Esses são erros comuns que às vezes passam despercebidos e muitas vezes não são feitos de maneira consciente nem com más intenções – simplesmente acontecem. O que precisamos tentar é avançar para os três últimos dos cinco níveis da Escada da Escuta: a) ouvir para compreender, que deve ser o objetivo básico ao ouvir alguém; b) ouvir para ajudar o interlocutor a compreender e ter os próprios insights, o que é um avanço em relação à escuta para compreensão e um princípio central na relação mentor-mentorado; c) ouvir sem qualquer intenção, o que é muito mais difícil do que pensamos e o que devemos fazer na maior parte do tempo. Se tivermos isso em mente e colocarmos os outros à nossa frente, aprenderemos mais, construiremos um relacionamento melhor por meio da escuta empática, ajudaremos a outra pessoa a se expressar de modo mais profundo e, então, talvez nossa capacidade de ajudar também seja maior. Meu pai sempre me diz: "Deus nos fez com dois ouvidos e uma boca por uma razão. Assim, podemos ouvir o dobro do que falamos". Eu tento guardar esse conselho no coração, apesar de saber que posso e devo fazer muito melhor.
    Então começamos a definir propósito e metas para esse relacionamento. Isso pode parecer um pouco estranho quando estamos lidando com relacionamentos pessoais em vez de profissionais ou de mentoria, mas, no fim das

Positividade excessiva, fazer o trabalho e vencer

contas, todos são relacionamentos. Quando conhecemos nossos parceiros ou parceiras, apesar de muitos não dizerem nada, não estamos estabelecendo um propósito, criando aspirações e expectativas e, com esperança, tendo uma boa intenção por trás disso? Mas quase sempre acabamos pensando demais e acreditando que é estranho seguir esse raciocínio, que é muito comum na vida profissional, na vida pessoal, e então deixamos nós muita coisa importante de lado.

Então, com base nesses objetivos ou em expectativas estabelecidas, começamos a aprender e compartilhar. Isso ocorre quando aprendemos a conviver uns com os outros, quando nos mudamos para morar com alguém novo e temos de nos adaptar aos seus hábitos e sermos mais compreensíveis, manter a mente mais aberta e, o mais importante, precisamos estar dispostos a compartilhar e ceder. Depois, há um período de revisão constante. Às vezes, fazemos isso dentro de nós ou, dependendo do grau de abertura do relacionamento, conversamos abertamente, o que é mais benéfico.

Os processos internos de reflexão e revisão têm de acontecer, pois dizem respeito à nossa relação com nós mesmos, cuja importância, a essa altura, já reconhecemos. Mas devemos passar a compartilhar essas reflexões e revisá-las em conjunto, pois às vezes nossos objetivos mudam ao longo do caminho, ou a importância que damos a eles muda, e isso deve ser comunicado e revisado para haver alinhamento total entre ambos os lados.

Buscar mudanças é normal. Temos dúvidas, curiosidades e novos interesses, mas, se não os compartilharmos, jamais sairão do plano das dúvidas e dos sonhos inalcançáveis. Aprendemos, também, que a incerteza geralmente nos traz alguns daqueles PNA indesejados (pensamentos negativos automáticos).

A mágica geralmente acontece quando finalizamos os processos e obtemos insights conclusivos, ou aquelas grandes sacadas. Ter esse espaço de reflexão para poder pensar e ter as próprias percepções a partir das trocas que criamos, sejam pessoais ou profissionais, é essencial para saber qual caminho queremos seguir e para onde queremos ir. Em suma, passar por esse processo de descoberta e análise pessoal pode ser sua própria meditação pessoal; seu espaço reflexivo. Os conceitos e as abordagens são iguais, mas a terminologia é distinta. O que importa é a intenção e o propósito por trás disso.

A Conversa: A conversa é essencialmente construída em torno da mesma estrutura do círculo de relacionamento, mas de maneira mais completa e prática. Pode parecer um pouco curioso para nós alguém ter conseguido construir uma estrutura sobre como se relacionar com outra pessoa e como ter uma conversa adequada. Mas foi uma iniciativa muitíssimo necessária, não concorda? Evidentemente, nem todas as interações e relacionamentos na vida terão esse nível de profundidade e amplitude. A ideia é capturar os pontos essenciais que podem ser implementados em qualquer relacionamento que viermos a fomentar.

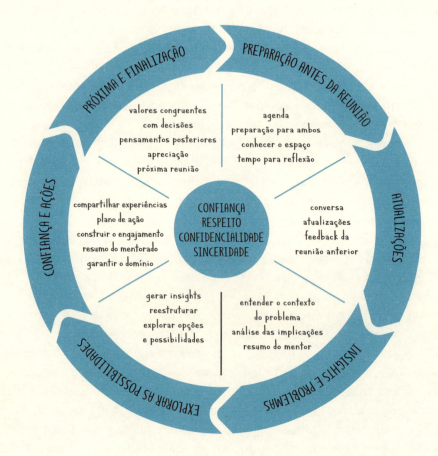

Existem alguns aspectos-chave que se destacam e que devemos discutir.

Primeiro, a preparação. Assim como em quase tudo o que fazemos, a preparação é fundamental e, se não for bem-feita, a tendência é que tudo vire uma perda de tempo. E, nesse caso, o tempo perdido não será somente nosso, mas daqueles dispostos a nos ajudar. O trabalho crucial é feito na preparação, no treinamento, e não quando o jogo começa.

Em segundo lugar, precisamos entender o problema e o contexto e ter a capacidade de reformulá-lo para gerar novos insights e fazer com que o mentorado explore novas possibilidades. Isso não parece um pouco com o que psiquiatras e psicólogos fazem? Não é isso que realmente significa servir a alguém?

Terceiro e último, permita que a pessoa que procura ajuda ou conselho gere os próprios insights e assim possa construir confiança e executar a ação. Isso faz nascer um sentimento de propriedade e realização. Esse processo, concebido e nomeado por Catherine Hodgson como o *Espaço de Reflexão*, é algo que podemos usar em muitas áreas da vida, e que criará em nós uma autoconsciência capaz de ser mais analítica e consciente de nossos sentimentos e nossas intenções. Talvez o ponto mais importante aqui seja a capacidade de entender pelo que a outra pessoa está passando e ajudá-la a refletir e explorar possibilidades que sejam executáveis.

Uma ótima maneira de chegar a esse ponto é compartilhando experiências pessoais com temas comuns aos que estão sendo discutidos, o que será esclarecedor para o mentorado. Em vez de sugerir o que deve ser feito, dando conselhos de maneira direta, compartilhe experiências como forma de confortá-lo com o entendimento de que ele não é o único passando por aquela situação. Que muitas pessoas antes dele, e muitas que virão depois, enfrentam e também enfrentarão problemas parecidos. E certamente, neste exato momento, há muitos outros enfrentando situações, tendo dúvidas e preocupações semelhantes. Na maioria das vezes, as pessoas procuram uma lufada de ar fresco ou um abraço disfarçado de palavras. É nesse espaço que a magia acontece; é quando as pessoas são inesperadamente conduzidas a um ponto de faísca criativa ou uma percepção transformadora.

Não é necessário mencionar o quanto esse processo é gratificante, independentemente do lado do espectro em que você esteja. O "aluno", a pessoa que procura conselho ou ajuda, o mentorado ou como você quiser chamá-lo, sente que um progresso real foi feito. Ele entende o próprio valor ao chegar a essas conclusões por conta própria e sente-se muito grato ao colega que permitiu que ele conseguisse pôr os planos em prática e visse uma luz no fim do túnel. O "aluno mais velho", mais experiente e disposto a desafiar e ajudar, o mentor, sente-se igualmente realizado por ter sido capaz de apoiar alguém em sua jornada enquanto desenvolve a própria autoconsciência e tem um novo desafio e uma nova experiência de aprendizagem. Tudo é uma questão de troca.

O ex-jogador da NFL e autor do best-seller *Conversas desconfortáveis com um homem negro*, Emmanuel Acho, descreve esse relacionamento com precisão e vai além. Ele expressa essa ideia em um poema que não tem título, e que é belo, curto e verdadeiramente inspirador:[89]

---

[89] AN UNCOMFORTABLE conversation with a black man. 2020, Vídeo (1h2min29s). Publicado pelo canal Lewis Howes. Disponível em: www.youtube.com/watch?v=ixmguZ1L9SM. Acesso em: 19 jul. 2022.

Manifesto da felicidade

Meu desejo é inspirar.
Aqueles que voam alto.
Além do que lograram.
Para que aqueles que admiram.
Também possa admirar.
Aqueles a quem inspiraram.
Antes de expirar.

A que alturas você pode alçar os que estão ao seu redor?

Um pouco todo dia: um convite ao primeiro passo

O desafio dos sete dias de bondade

O doutor em farmácia que se tornou autor, David Hamilton, diz, de modo muito lindo e preciso, que a bondade é contagiosa. Com base em estudos de Harvard e Yale, verificou-se que há de fato base para tal argumento, além do lado romântico que naturalmente quer que acreditemos em tal afirmação. De acordo com o estudo e o raciocínio do Dr. Hamilton, as pessoas se sentem "elevadas" em relação às outras após um ato de bondade.[90] Isso faz os envolvidos se sentirem conectados, gratos, animados. Eles sentem muitas coisas mais que criarão esse efeito multiplicador. Então, sempre que você for gentil com alguém, espera-se que seu ato de gentileza reverbere por até pelo menos quatro ou cinco graus de separação, ou seja, quatro ou cinco pessoas diferentes. Do ponto de vista exponencial, cada ato de bondade pode levar a pelo menos 125 outros. Esse efeito é o que prova que a bondade se espalha em todas as direções.

Mais uma vez, podemos ver todo o poder e o controle que temos não apenas sobre nossa vida, mas também sobre a das pessoas ao redor. Se cada um de nós fizer um único ato de bondade todos os dias, temos a possibilidade de impactar pelo menos 125 pessoas ao longo do dia. Agora, aplicando o conceito a uma cidade, imagine o benefício que isso pode trazer em termos sociais e de convívio a uma comunidade próspera. Realmente não é preciso muito. Pode ser algo simples, como abrir a porta para outra pessoa, ajudar alguém a entrar no ônibus, ceder seu lugar para um idoso, ajudar alguém a

---

[90] HOW KINDNESS can boost your immune system and make you happier. 2020. Vídeo (1h37min51s). Publicado pelo canal Dr Rangan Chatterjee. Disponível em: www.youtube.com/watch?v=2F2g-6lPftI. Acesso em: 19 jul. 2022.

carregar algo pesado, dar comida a alguém que está com fome, dizer palavras gentis e elogiar alguém ou somente ser um ouvinte ativo e atencioso quando alguém quiser compartilhar algo. Há tantos outros exemplos, e tudo o que precisamos fazer é escolher um todos os dias.

É crucial pôr fim ao pensamento de que não geramos impacto no mundo, que nossas ações não importam e que não terão efeito. A sabedoria do Dr. Hamilton espalhada por atos de bondade nos mostra isso. Tudo o que fazemos causa impacto em algo, seja na nossa vida ou na dos outros. Nós temos o poder de influenciar positivamente a vida de outra pessoa através de nossas intenções, palavras e ações.

Indo um pouco mais longe, torna-se evidente que tais atos de bondade não terão esse efeito cascata somente na sociedade e nas pessoas que foram ajudadas, mas dentro de nós mesmos. Da mesma maneira que temos outras ferramentas e rituais práticos e técnicos que podemos implementar para recuperar o controle e ter uma vida mais feliz e realizada, praticar a bondade é uma via de mão dupla e pode beneficiar tanto os praticantes quanto os beneficiários.

Para sustentar isso, o Dr. Hamilton sugere que participemos de um interessante desafio de bondade de sete dias, que se centra, é óbvio, em fazer um ato de bondade todos os dias, mas com três regras adicionais à primeira:

- Em primeiro lugar, pratique um ato de bondade todos os dias durante sete dias;
- Você não pode contar o mesmo ato duas vezes, o que significa que você pode repeti-lo ao longo da semana, mas ele só contará uma vez para o desafio (isso não quer dizer que não o incentivemos a repeti-lo);
- Você deve sair um pouco da sua zona de conforto, estendendo suas limitações e testando diferentes atos de bondade;
- Pelo menos um ato de gentileza deve ser totalmente anônimo, eliminando a necessidade de reconhecimento.

Depois de uma semana, observe quantas vidas você impactou positivamente. Quantas pessoas você ajudou e serviu? Quantos sorrisos alegres surgiram como resultado de suas ações? Compartilhe esse desafio com qualquer pessoa de seu círculo que possa desfrutar dessa atitude transformadora; dessa maneira de enfrentar a vida, espalhando amor e bondade.

Incutir bondade em nosso cotidiano é viciante, no bom sentido da palavra. Faça disso parte de sua rotina e haverá muitas oportunidades para mostrar bondade ao longo do dia. É tudo uma questão de desejo, intenção e ação.

Modelo de diário da gratidão

Logo pela manhã:

1. Sou grato por...
    - Escreva três coisas pelas quais você é grato. Não pense demais, apenas escreva o que lhe vier à mente. Pense em todas as coisas que aconteceram no dia ou na semana anterior e que o encheram de amor, gratidão e alegria.
2. Minhas intenções para hoje são...
    - Anote três intenções que você definirá para o seu dia. Pode combinar objetivos para a vida profissional e pessoal. Faça disso três coisas que você sabe que, ao pôr em prática, trarão resultados extremamente satisfatórios e mais produtividade para o seu dia.
3. Por quem posso orar, a quem posso ajudar ou servir hoje?
    - Isso colocará sua mente no modo de servir e colocar os outros antes de você, seja ajudando seu parceiro ou parceira a preparar o almoço ou jantar, ou doando dinheiro ou tempo para os necessitados, orando por pessoas em situação angustiante, ou criando um negócio e configurando sua vida de trabalho para servir aos outros. Isso enche o coração de amor, gratidão e empatia.

A última coisa a fazer antes de ir dormir ou a ser completada na manhã seguinte, antes de preencher os itens de um a três, a etapa a seguir é uma opção do que funcionou melhor para você.

4. Como cumpri meu propósito de vida hoje?
   - Isso pode ser complicado se ainda não conhecemos o nosso propósito de vida ou não temos o nosso *moonshot*, como Peter Diamandis o denomina. Mas se você tem uma paixão, sonho ou algo a que realmente aspira, considere seu *moonshot* como sendo isso. E então reflita sobre o que você fez neste dia e que o ajudará a chegar mais perto desse objetivo e propósito. Tente sempre ter três coisas. Elas não precisam ser massivas. Lembre-se, pequenas ações consistentes nos fazem chegar longe. E essas coisas nem sempre estão conectadas de maneira óbvia com o seu objetivo final. Às vezes, apenas encontrar um bom amigo para um café pode ser o estopim para que você esteja no espaço certo para escrever um novo capítulo do seu livro, atualizar uma apresentação do negócio ou apenas se sentir bem. Registre-os.
5. Que bem eu fiz hoje?
   - Esse item pode ser relacionado com o item três. Oportunidades para fazer o bem também aparecerão algumas vezes ao longo do dia, então elas não serão necessariamente iguais às respostas à pergunta três, apesar de ser um bom ponto de partida. Pergunte a si mesmo o que o deixou orgulhoso. Que ações você tomou que estavam alinhadas a seus valores e suas crenças?
6. O que posso fazer melhor amanhã?
   - Liste três coisas que você pode fazer melhor no dia seguinte. Analise seu dia com sinceridade e responda: você realizou todas as suas intenções diárias? Cumpriu seus objetivos de propósito de vida colocando-o na direção certa? Você cedeu a algum de seus vícios ou tentações indesejáveis? Você foi paciente e atencioso com as pessoas ao seu redor?

Pegue leve consigo. Não se sobrecarregue com objetivos diários inatingíveis nem seja muito duro consigo ao responder às perguntas 4 a 6 e analisar seu dia. A parte da manhã é para colocar a mente na direção correta e permitir que você comece o dia com gratidão, foco, determinação, amor e bondade. A segunda parte, ao fim do dia, serve como uma maneira de ser responsável, de acompanhar conquistas e também as falhas e ver os padrões que surgem sem ser excessivamente crítico. Lembre-se: somos todos rascunhos, obras em construção. A ideia é poder estar ciente do bem que está fazendo na própria vida

Modelo de diário da gratidão

todos os dias e maximizar o ato. Ao mesmo tempo, fazer isso também ajuda a saber quais áreas você quer e deveria melhorar. São áreas que você valoriza, mas que, às vezes, na correria dos negócios e dos dias, acaba negligenciando. Experimente essa prática de modo consistente, e certamente coisas boas virão. Mais do que um diário de gratidão, este é um diário de autoconsciência, no qual você poderá se ver de maneiras que geralmente não ousaria.

E não tenha vergonha de aspirar a aprender com a prática de gratidão alheia. Todos temos de começar em algum lugar e ser inspirados por alguém. Se passar vinte minutos com um diário parece demais para você no começo, tente fazer isso durante o banho matinal ou visualize-o na cama antes de dormir.

Existem duas outras práticas de gratidão muitíssimo inspiradoras que deixarei aqui e que podem ser uma boa maneira para você iniciar a sua.

A primeira, eu peguei do tenista número um do mundo, Novak Djokovic, e dei meu próprio toque, mas é mais ou menos assim:

"Sou grato por ser um ser humano e ter todos os meus seis sentidos, ser capaz de testemunhar tudo o que testemunho, aprender tudo o que aprendo, compartilhar tudo o que compartilho e experimentar tudo o que experimento. Sou grato pela minha família e amigos e por tudo o que eles acrescentam à minha vida, e também pelo que eu sou capaz de acrescentar à deles. Sou grato pelo meu irmão e pelas diferentes perspectivas que ele traz para a minha vida, pelos ensinamentos que nosso relacionamento proporciona e por poder ter um negócio com ele. Sou grato por minha namorada, pela família dela e minha família estendida, e todas as diferentes perspectivas e aprendizados que eles trazem para a minha vida. Sou grato pela vida. E hoje vai ser um bom dia!"

A próxima é do autor Robin Sharma, retirada de seu livro *O clube das 5 da manhã*.

"Hoje é um dia glorioso e o viverei com excelência, com entusiasmo ilimitado e integridade. Serei verdadeiro em relação às minhas visões e terei o coração cheio de amor."[91]

A complexidade sempre aparecerá, mas a torne positiva. Comece o seu dia com positividade e boas intenções. O resto seguirá.

---

91 Sharma, R. op. cit.

Planejamento e revisão de metas anuais, mensais, semanais e diárias

Organização e preparação são vitais para levar uma vida profissional e pessoal de sucesso. Ter clareza sobre o que temos de fazer a cada dia traz paz de espírito e tranquilidade para perseguir objetivos com mais calma e permite ter mais controle da vida, apesar do mundo cada vez mais dinâmico em que vivemos.

Então que tal começar o ano, o trimestre, o mês e a semana respondendo ao seguinte:

1. **ANUAL:** Quais são os 3 objetivos profissionais (X, Y, Z) que gostaria de alcançar até o fim deste ano?

   _____
   _____
   _____

2. **TRIMESTRAL:** Quais são as 3 metas nas quais posso trabalhar e priorizar neste trimestre que me deixarão mais próximo de alcançar as metas anuais X, Y e Z? (Repita isso para cada uma das 3 metas profissionais.)
   Meta X:

   _____
   _____
   _____

Planejamento e revisão de metas anuais, mensais, semanais e diárias

Meta Y:
_____
_____
_____

Meta Z:
_____
_____
_____

Obs.: Sugiro determinar apenas suas metas do 1º trimestre ou determinar as metas trimestralmente. As coisas mudam sempre e, talvez, de acordo com o que possa acontecer em um trimestre específico, seus objetivos para o próximo trimestre tenham de ser revisados. Não as metas anuais, mas as trimestrais.

3. **MENSAL:** Quais são as 3 metas nas quais posso trabalhar e priorizar neste mês que me deixarão mais próximo de alcançar minhas metas trimestrais X, Y e Z? (Repita isso para cada uma das 3 metas profissionais.)

Meta X:
_____
_____
_____

Meta Y:
_____
_____
_____

Meta Z:
_____
_____

4. **SEMANAL:** Quais são as 3 metas nas quais posso trabalhar e priorizar nesta semana que me deixarão mais próximo de alcançar minhas metas mensais X, Y e Z? (Repita isso para cada uma das 3 metas profissionais.)

Meta X:

_____

_____

_____

Meta Y:

_____

_____

_____

Meta Z:

_____

_____

_____

OBSERVAÇÕES EXTRAS

1. Agora você tem 9 metas semanais nas quais focar que o aproximarão de sua meta macro, todas as semanas. Isso equivale a trabalhar em cerca de duas metas semanais de sua escolha, por dia. Idealmente, dedique entre 1,5 a 2 horas por meta e faça uma pausa após 50 a 60 minutos para descansar e se recuperar.
2. Tente trabalhar nessas metas críticas no período da manhã ou quando as distrações costumam ser menores. Reserve esses horários no calendário e aloque a parte da tarde para fazer outras tarefas relacionadas ao trabalho (reuniões, videochamadas, trabalho gerencial etc.)
3. Tente definir o calendário semanal na sexta-feira anterior ou no domingo antes do início da semana. Qualquer uma dessas opções permitirá que você tenha um fim de semana tranquilo e relaxado ou uma boa noite de sono de domingo. E você vai acordar se sentindo revigorado, no seu ritmo deliberado, sem preocupações, pois já sabe o que vai enfrentar naquela semana. Dedique esse tempo também para rever seu desempenho e analisar o que correu bem, o que não correu bem e o que poderia ter sido melhor.
4. É normal ter alguns espaços em branco no calendário, principalmente no período da tarde. À medida que você avança e se acostuma com essa dinâmica, esses espaços tendem a diminuir. Mas é interessante

Planejamento e revisão de metas anuais, mensais, semanais e diárias

manter alguns desses espaços em aberto para reuniões inesperadas ou eventuais tarefas que possam surgir, além de permitir que você não se apresse em tarefas que podem acabar causando estresse adicional. Lembre-se de que essa estrutura visa melhorar o gerenciamento de tempo e tarefas, enquanto nos aproxima das metas com pequenas vitórias incrementais diárias.

5. BÔNUS: Para potencializar isso, você pode usar essa organização também na vida pessoal e nos relacionamentos. Use a mesma estrutura para criar seus objetivos Cognitivos, Físicos, Emocionais e Espirituais. O impacto que isso tem no crescimento pessoal em desenvolvimento é insuperável. É uma ótima maneira de ver padrões de comportamento e onde estamos cometendo os mesmos erros repetidamente, pois é provável que sejam eles que estão nos impedindo de alcançar nossos objetivos, profissionais ou pessoais. Tudo o que fazemos está interligado e é interdependente, portanto o desempenho profissional impacta a vida pessoal tanto quanto a vida pessoal impacta o desempenho profissional.

Meu dia totalmente otimizado

Isso não deve ser uma visão arrogante do que é o dia perfeito, ideal e totalmente otimizado. É, na verdade, um trabalho de visualização e autoconsciência a construir dentro de si ao longo dos anos. Assim como todos nós, é um trabalho em andamento e mudará consistentemente à medida que evoluímos. Conforme nossas situações de vida e prioridades mudam, também mudam os objetivos e, às vezes, os interesses.

Mas, em essência, há algumas coisas importantes abordadas ao longo do livro que podem ser implementadas. É preciso encontrar algum tempo para colocá-las em prática e ter a certeza de uma vida bem vivida, um dia de cada vez. Novamente, não existe uma fórmula única que funcione para todos. O mais importante é absorver o conceito para poder aplicá-lo da melhor maneira possível à sua rotina.

5h00: Acorde antes de o sol nascer.

5h05: Beba um ou dois copos de água morna para se hidratar depois do sono.

5h05 às 5h40: Preencha o diário de gratidão e/ou medite.

5h40 às 6h10: Trabalhe em algo criativo ou aprenda algo novo.

6h10 às 7h00: Faça pelo menos de vinte a trinta minutos de exercício para suar. A seguir, uma sessão de sauna de vinte minutos, se possível, e tome um banho frio ou dê um mergulho para ativar o sistema nervoso.

7h00: Comece o dia de trabalho antes do previsto. Tente trabalhar por uma hora completa ou mais em algo produtivo antes que o mundo agitado chegue até você.

Meu dia totalmente otimizado

8h00 às 13h00: Divida esse período de cinco horas em três a quatro partes de trabalho produtivo real. Faça pequenas pausas a cada cinquenta minutos. Pense nas três metas que você anotou em sua Revisão Semanal de Metas. Priorize as tarefas executáveis mais importantes nesse período da manhã.

13h00 às 14h00: Reserve um tempo para um almoço saudável com os colegas, um amigo querido ou um membro da família. Esses são geralmente momentos edificantes que nos enchem de energia. Esteja presente de todo o coração. Conexão e interação humanas são fundamentais para o bem-estar e para ser impulsionado positivamente no trabalho.

14h00 às 17h00: Dedique a tarde para trabalhar em projetos de equipe, colaborações ou outros projetos criativos individuais, quando possível. Também divida seu tempo em duas ou três partes, para otimizá-lo.

17h00 às 18h00: Hora de desconectar. Dirija ou vá para casa ouvindo seu podcast favorito, lendo um livro, cantando suas músicas favoritas – tudo o que for animador, para que, quando você chegar em casa, esteja em seu auge, cheio de amor para oferecer e espalhar para aqueles que realmente mais importam.

18h30 às 20h30: Reserve esse horário para passar um tempo com seus entes queridos. Desconecte-se o máximo possível do seu mundo profissional e estabeleça limites. Seja seu parceiro ou parceira, seus filhos, seus pais, todos eles precisam do mesmo amor e atenção que você. Crie alguns hobbies, atividades favoritas, prepare o jantar, experimente coisas novas.

20h30: Hora de começar a relaxar. A essa altura, você deverá ter deixado os dispositivos digitais por uma hora ou mais. Hora da prática diária do diário de gratidão.

20h30–21h: Hora de colocar as crianças na cama e ir se deitar. Reserve cerca de quinze a vinte minutos, ou mais, para conversar com seu parceiro ou parceira, discutir como foi o dia, como ele ou ela está se sentindo e o que mais pode estar em sua mente. Em seguida, visualize como será o seu próximo dia: o que você espera e quais emoções e energia deseja sentir.

Como mencionado, de maneira alguma esse é o dia perfeito. Em especial porque um dia gratificante para uma pessoa não necessariamente o será para outra. Mas não estaríamos muitíssimo felizes, cheios de energia e realizados se a maioria de nossos dias fosse parecida com esse? Talvez alguns reorganizem um pouco as coisas aqui e ali, mudem o horário para realizar algumas dessas atividades, mas, no fim das contas, começar o dia sabendo das suas intenções e da maior parte da sua programação é fundamental para dedicar foco ao que é necessário.

E se você se lembrar de apenas dizer a si mesmo todas as noites antes de dormir: "Hoje foi um dia incrível, mas amanhã será melhor ainda!" e acordar todas as manhãs pensando: "Hoje vai ser um dia lindo, vou dar o meu melhor!", não estou brincando quando digo que a vida seguirá rapidamente o rumo que você quiser.

O desafio de autoconhecimento de 30 dias

Alex Banayan, o mais jovem autor best-seller de negócios da história americana e consultor, que auxiliou inúmeros empresários extremamente talentosos, criou este desafio de 30 dias voltado para o crescimento e desenvolvimento pessoal.

Tudo começa com uma visão profunda e honesta de si mesmo, daquilo pelo que estamos passando diariamente e por quê.

Eu pratiquei durante algumas semanas e adicionei alguns pontos pessoais, mas o mérito vai inteiramente para Alex, por ter desenvolvido este belo desafio que proporciona entender em mais profundidade quem somos e por que sentimos e agimos de determinada maneira.

Aqui vamos nós!

Comece comprando um caderno. Não basta pegar um caderno qualquer que você já tenha. Compre um caderno novo para demonstrar compromisso com o que está prestes a começar.

Escolha um horário específico do dia em que você possa dedicar 15 minutos ao desafio. Deve ser feito diariamente durante 30 dias, seja consistente. Este será o seu momento de autoconsciência, de se concentrar em si mesmo e no que está acontecendo em seu dia e em sua vida. Eu recomendo que seja durante a noite, pois você poderá analisar o dia que está terminando. Além disso, está comprovado que colocar os pensamentos no papel antes de dormir permite tirá-los da mente e ter uma noite de sono melhor. É verdadeiramente libertador. Mas se você preferir fazê-lo de manhã, com base no dia anterior, tudo bem também. Basta ser consistente.

Nos próximos 30 dias, você vai despender 15 minutos escrevendo e respondendo a essas três perguntas. Seja o mais descritivo e detalhado possível. Procure escrever uma resposta de ao menos um parágrafo a meia página.

Manifesto da felicidade

1. O que o deixou cheio de entusiasmo hoje? Por quê?
2. O que sugou sua energia hoje? Por quê?
3. O que você aprendeu sobre si mesmo hoje? Por que isso é relevante para você?

Após 30 dias, escolha um lugar com o qual você tenha uma conexão emocional. Um lugar que tenha algum significado verdadeiro para você. Seu restaurante favorito, destino de férias, biblioteca. Qualquer lugar que traga lembranças boas e positivas e em que você se sinta bastante confortável.

Então, leia seu diário nos últimos 30 dias. Revise aquilo que você escreveu, sua própria perspectiva sobre os 30 dias que acabaram de passar. Reflita a respeito disso. Procure padrões. Alguma coisa se destaca?

Em seguida, reserve cerca de 30 minutos para responder às seguintes perguntas.

1. O que o deixou cheio de entusiasmo nos últimos 30 dias? Por quê?
2. O que sugou sua energia nos últimos 30 dias? Por quê?
3. O que você aprendeu sobre si mesmo nos últimos 30 dias?

Você precisa encontrar quaisquer padrões em relação a essas três perguntas-chave para ter uma análise completa da sua vida atual e perceber se está indo na direção desejada e, caso não esteja, porque isso está acontecendo.

Trinta dias é um período bastante longo que pode fornecer uma imagem decente. Tente não escolher 30 dias de um período em que esteja de férias, pois isso pode distorcer o que você está tentando descobrir.

Então, com base nessas descobertas, pergunte a si mesmo o seguinte:

1. Parece que estou na direção que quero seguir?
   a) Se não, o que está me detendo? O que é importante mudar?
   b) Se sim, o que pode ser melhorado para aumentar minhas chances de chegar a esse objetivo e conseguir essas realizações tão almejadas?
2. Defina três coisas que você pode modificar, com base em suas descobertas dos trinta dias anteriores, e determine como vai implementá-las de maneira incremental em sua vida diária. Que rotinas devem ser estabelecidas?
   a) Experimente essas mudanças e, depois de alguns meses, tente novamente o desafio e analise qual é a nova imagem que você desenha para si mesmo.

referências

4 WAYS To Dominate Your Bitch Voice. REAL AF with Andy Frisella, ep. 92; 2020. Vídeo (27min43s). Publicado pelo canal Andy Frisella. Disponível em: www.youtube.com/watch?v=qxqeIwvjHGw. Acesso em: 19 jul. 2022.

AMADEO, K. Natural disasters are a bigger threat than terrorism. **The Balance**, 28 nov. 2020. Disponível em: www.thebalance.com/cost-of-naturaldisasters-3306214. Acesso em: 19 jul. 2022.

AN UNCOMFORTABLE conversation with a black man. 2020, Vídeo (1h2min29s). Publicado pelo canal Lewis Howes. Disponível em: www.youtube.com/watch?v=ixmguZ1L9SM. Acesso em: 19 jul. 2022.

ASPREY, D. **Super-humano**: o método bulletproof para rejuvenescer e talvez até viver para sempre. São Paulo: Harper Collins Brasil, 2022.

AUSCHWITZ survivor reveals the secret to overcoming any obstacle in life. Dr. Edith Eger. 2020. Vídeo (1h29min39s). Publicado pelo canal dr Rangan Chatterjee. Disponível em: www.youtube.com/watch?v=yUSqNnEY8y0. Acesso em: 19 jul. 2022.

BRAIN expert on how to learn faster, remember more & find your superpower. 2020. Vídeo (1h9min22s). Publicado pelo canal Jay Shetty. Disponível em: www.youtube.com/watch?v=Q4YWf7k1rxY. Acesso em: 19 jul. 2022.

BREUS, M. Discover the Right Time to Do Everything! **The Power of When Quiz**. Disponível em: https://thepowerofwhenquiz.com. Acesso em: 16 fev. 2021.

BREUS, M. **O poder do quando**. São Paulo: Fontanar, 2017.

COHEN, J. Happy people more immune to common cold. **ABC News**, 21 nov. 2007. Disponível em: https://abcnews.go.com/Health/ColdFlu/story?id=116714&page=1. Acesso em: 19 jul. 2022.

COHEN, S. *et al*. Positive emotional style predicts resistance to illness after experimental exposure to Rhinovirus or Influenza A Virus. **Psychosomatic Medicine**, [S.L.], v. 68, n. 6, p. 809-815, nov. 2006. Disponível em: https://pubmed.ncbi.nlm.nih.gov/17101814/. Acesso em: 19 jul. 2022.

COLCHERO, A. Food, economics and health. **Bulletin of the World Health Organization**, [S.L.], v. 87, n. 2, p. 160-160, 1 fev. 2009. Disponível em: www.ncbi.nlm.nih.gov/pmc/articles/PMC2636187/. Acesso em: 19 jul. 2022.

CONKLIN, A. *et al.* dietary diversity, diet cost, and incidence of type 2 diabetes in the United Kingdom: a prospective cohort study. **Plos Medicine**, [S.L.], v. 13, n. 7, 19 jul. 2016. Disponível em: https://pubmed.ncbi.nlm.nih.gov/27433799/. Acesso em: 19 jul. 2022.

CSIKSZENTMIHALYI, M. **Flow**: a psicologia do alto desempenho e da felicidade. São Paulo: Objetiva, 2020.

CZEISLER, M. *et al.* Mental health, substance use, and suicidal ideation during the COVID-19 Pandemic – United States, June 24–30, 2020. **Mmwr. Morbidity And Mortality Weekly Report**, [S.L.], v. 69, n. 32, p. 1049-1057, 14 ago. 2020. Disponível em: www.cdc.gov/mmwr/volumes/69/wr/mm6932a1.htm. Acesso em: 19 jul. 2022.

DE SENA, J. **10 rules for resilience**: mental toughness for families. Nova York: HarperCollins, 2021.

DIAMANDIS, P. Why an abundance mindset? **Peter H. Diamandis Blog**, 25 out. 2020. Disponível em: www.diamandis.com/blog/why-abundance-mindset. Acesso em: 19 jul. 2022.

DIAMANDIS, P.; KOTLHER, S. **O futuro é mais rápido do que você pensa**: como a convergência tecnológica está transformando as empresas a economia e nossas vidas. São Paulo: Objetiva, 2021.

DOCTOR reveals the essential foods you need to eat to live longer! Mark Hyman & Jay Shetty: 2021. Vídeo (51min14s). Publicado pelo canal: Jay Shetty Podcast. Disponível em: www.youtube.com/watch?v=InuahuBajPQ. Acesso em: 19 jul. 2022.

DR. DANIEL Amen: ON The Most Powerful Habits for A Healthy & Productive Brain. 2020. Vídeo (1h13min20s). Publicado pelo canal Jay Shetty. Disponível em: www.youtube.com/watch?v=6yXFOijenmM. Acesso em: 19 jul. 2022.

DR. HYMAN: 'Your Fork Is the Most Powerful Tool to Transform Your Health and Change the World'. **EcoWatch**, 18 dez. 2019. Disponível em: www.ecowatch.com/dr-mark-hyman-food-2553651650.html#:~:text=Dr.-,Hyman%3A%20%27Your%20Fork%20Is%20the%20Most%20Powerful%20Tool%20to%20Transform,Health%20and%20Change%20the%20World%27&text=Are%20you%20confused%20on%20what%27s,t%20in%20his%20book%20Food. Acesso em: 19 jul. 2022.

DUHAIME-ROSS, A. New US food guidelines show the power of lobbying, not science. **The Verge**, 7 jan. 2016. Disponível em: www.theverge.com/2016/1/7/10726606/2015-us-dietary-guidelinesmeat-and-soda-lobbying-power. Acesso em: 19 jul. 2022.

FEEDING the world – the future of global food security. **J. P. Morgan**, 16 jul. 2019. Disponível em: www.jpmorgan.com/insights/research/globalfood-security. Acesso em: 19 jul. 2022.

FOGG, B. J. **Micro-hábitos**. Rio de Janeiro: HarperCollins Brasil, 2020.

FOGG, B. J. Fogg Behavior Model. **Behavior Model**. Disponível em: https://behaviormodel.org/. Acesso em: 29 jun. 2021.

referências

FREE yourself with this method: mind architect Peter Crone. Aubrey Marcus Podcast. 2020. Vídeo (1h41min.43s). Publicado pelo canal Aubrey Marcus. Disponível em: www.youtube.com/watch?v=Q0GN05_YOCk. Acesso em: 19 jul. 2022.

GLASSMAN, J. the global role of the US dollar. **J. P. Morgan**, 20 fev. 2019. Disponível em: www.jpmorgan.com/commercial-banking/insights/global-role-usdollar. Acesso em: 19 jul. 2021.

GOGGINS, D. **Can't hurt me**: master your mind and defy the odds. Carson City: Lioncrest Publishing, 2018. p. 65-67.

GROVER, T. S; WENK, S. L. **Winning**: the unforgiving race to greatness. Nova York: Relentless Publishing, 2021.

HARI, V. **Feeding you lies**: how to unravel the food industry's playbook and reclaim your health. Carlsbad: Hay House Inc., 2019, p. 204.

HODGSON, C. **Handbook for mentors and mentees**. Irving: YPO, 2017. The information for the following three images was obtained from Hodgson, Handbook for Mentors and Mentees.

HOW KINDNESS can boost your immune system and make you happier. 2020. Vídeo (1h37min51s). Publicado pelo canal Dr Rangan Chatterjee. Disponível em: www.youtube.com/watch?v=2F2g-6lPftI. Acesso em: 19 jul. 2022.

HYMAN, M. Food fix: how to save our health, our economy, our environment, and our communities – one bite at a time. Nova York: Little Brown, 2020.

IYER, P. The Bridge on The River Choluteca. **BW BusinessWorld**, 23 ago. 2020. Disponível em: www.businessworld.in/article/The-Bridge-on-the-River-Choluteca/23-082020-311912/. Acesso em: 19 jul. 2022.

JOE ROGAN. My inner bitch put up a hell of a fight today. 9 set. 2020. Instagram: @joerogan. Disponível em: www.instagram.com/p/CE7DUwply_B/?utm_source=ig_embed&ig_rid=c46b6db7-9499-4fc0-bfed-4a8c5b13298d. Acesso em: 19 jul. 2022.

JONES, D.; QUINN, S. Reversing the chronic disease trend: six steps to better wellness. **The Institute for Functional Medicine**, 2017. Disponível em: https://docplayer.net/202172149-Reversing-the-chronic-disease-trend-six-steps-to-better-wellness-by-david-s-jones-md-and-sheila-quinn.html. Acesso em: 19 jul. 2022.

KALIDASA. Look to This Day. **All Poetry**. Disponível em: https://allpoetry.com/Look-To-This-Day. Acesso em: 29 jun. 2021.

LIESI, H. E. et al. Alzheimer disease in the United States (2010-2050) estimated using the 2010 census. **Neurology**, [S.L.], v. 80, n. 19, p. 1778-1783, 6 fev. 2013. Disponível em: https://pubmed.ncbi.nlm.nih.gov/23390181/. Acesso em: 19 jul. 2022.

LO, Y. T. et al. Health and nutrition economics: diet costs are associated with diet Quality. **Asian Pacific Journal of Clinical Nutrition**, v. 18, n. 4, p. 598-604, 2008. Disponível em: https://pubmed.ncbi.nlm.nih.gov/19965354/. Acesso em: 19 jul. 2022.

LÖW, P. The natural disasters of 2018 in figures: Munich re topics online. **Munich RE**, 8 jan. 2019. Disponível em: www.munichre.com/topicsonline/en/climate-change-and-natural-disasters/natural-disasters/the-naturaldisasters-of-2018-in-figures.html. Acesso em: 19 jul. 2022.

MEAT that is good for you and the planet. Vídeo (1h25min12s). Publicado pelo canal Mark Hyman, MD. Disponível em: www.youtube.com/watch?v=m2psHpA30Lk. Acesso em: 19 jul. 2022.

MINICH, D. M.; HANAWAY, P. J. The functional medicine approach to COVID-19: nutrition and lifestyle practices for strengthening host defense. **Integrative Medicine**, v. 9, n. 19, p. 54-62, maio 2020. Disponível em: https://pubmed.ncbi.nlm.nih.gov/33041708/. Acesso em: 19 jul. 2022.

MOODIE, A. How to sleep better: science-backed sleep hacks to wake up ready to go. **Bulletproof**, 17 jan. 2019. Disponível em: www.bulletproof.com/sleep/sleep-hacks/how-to-sleep-better/. Acesso em: 19 jul. 2022.

NEUFELD, D. Visualizing the $94 Trillion World Economy in One Chart. **Visual Calipitalist**, 22 dez. 2021. Disponível em: www.visualcapitalist.com/visualizing-the-94-trillion-world-economy-in-one-chart/. Acesso em: 19 jul. 2022.

O'NEIL, A. et al. Relationship between diet and mental health in children and adolescents: a systematic review. **American Journal of Public Health**, [S.L.], v. 104, n. 10, p. 31-42, out. 2014. Disponível em: www.ncbi.nlm.nih.gov/pmc/articles/PMC4167107/. Acesso em: 19 jul. 2022.

ON PURPOSE: Dr. Joe Dispenza on: how to chemically teach your body to focus on healing & vibrate at a higher frequency. Entrevistador: Jay Shetty; Entrevistado: Joe Dispenza. 15 jun. 2020. **Podcast**. Disponível em: https://jayshetty.me/podcast/dr-joe-dispenza-on-how-to-chemically-teach-your-body-to-focus-on-healing-vibrate-at-a-higher-frequency/. Acesso em: 19 jul. 2022.

ON PURPOSE: Vishen Lakhiani on: how to live from intuition & accessing information outside the human brain. Entrevistador: Jay Shetty; Entrevistado: Vishen Lakhiani. 8 jun. 2020. **Podcast**. Disponível em: https://jayshetty.me/podcast/vishen-lakhiani-on-how-to-live-from-intuition-accessing-information-outside-the-human-brain/. Acesso em: 19 jul. 2022.

POORE, J.; NEMECEK, T. Reducing food's environmental impacts through producers and consumers. **Science**, [S.L.], v. 360, n. 6392, p. 987-992, jun. 2018. Disponível em: https://pubmed.ncbi.nlm.nih.gov/29853680/. Acesso em: 19 jul. 2022.

PRICE, C. **Celular**: como dar um tempo. São Paulo: Fontanar, 2018.

QUESTIONS to Get Rid of Automatic Negative Thoughts. **BrainMD Brain Health Blog**, 23 jan. 2018. Disponível em: https://brainmd.com/blog/4questions-to-transform-your-thinking-and-lift-your-mood/. Acesso em: 19 jul. 2022.

READ these Tony Robbins quotes to prime you for success. **Tony Robbins**. Disponível em: www.tonyrobbins.com/tonyrobbins-quotes/. Acesso em: 29 jun. 2021.

RITCHIE, H; ROSER, M. Environmental impacts of food production. **Our World in Data**, jan. 2020. Disponível em: https://ourworldindata.org/environmental-impacts-of-food. Acesso em: 19 jul. 2022.

referências

ROBINSON, M. Tim Ferriss: "you are the average of the five people you most associate with". **Business Insider**, 11 jan. 2017. Disponível em: www.businessinsider.com/tim-ferriss-average-of-five-people-2017-1. Acesso em: 19 jul. 2022.

SHARMA, R. **O clube das 5 da manhã**. Rio de Janeiro: BestSeller, 2019.

SHETTY, J. **Pense como um monge**: cultive a paz e o propósito a cada dia, supere a negatividade e cure a ansiedade. Rio de Janeiro: Sextante, 2021.

SHETTY, J; KWIK, J. Searching for harmony in life, not balance. **Podclips**. Disponível em: https://podclips.com/m/aFlwEf. Acesso em: 19 jul. 2022.

SLEEP is the Boss of You – Matthew Walker, Ph.D. 2019. Vídeo (1h10min53s). Publicado pelo canal Bulletproof. Disponível em: www.youtube.com/watch?v=qtYPAGLgsow. Acesso em: 19 jul. 2022.

THE DOCTOR'S Pharmacy. How to Make Behavior Change Stick. Entrevistador: Mark Hyman. Entrevistado: B.J. Fogg. 6 jan. 2021. *Podcast*. Disponível em: https://drhyman.com/blog/2021/01/06/podcast-ep152/. Acesso em: 19 jul. 2022.

THE FOOD babe way Vani Hari (health, happiness and organic living. Vídeo (55min22s). Publicado pelo canal Lewis Howes. Disponível em: www.youtube.com/watch?v=jkat6DPw5VQ. Acesso em: 19 jul. 2022.

THE HUMAN upgrade with Dave Asprey. blood sugar is the power energy in your video game life #706. Entrevistador: Dave Asprey. Entrevistada, Molly Maloof. [S.l.]: Bulletproof Radio. *Podcast*. Disponível em: https://daveasprey.com/molly-maloof-706/. Acesso em: 19 jul. 2022.

THE RICH roll podcast. Think like a monk: Jay Shetty on purpose, compassion & happiness. Entrevistado: Jay Shetty. *Podcast*. Disponível em: https://shows.acast.com/the-rich-roll-podcast/episodes/rrp544. Acesso em: 19 jul. 2022.

THE SCHOOL of greatness. How to beat procrastination & rewire your brain for success. Entrevistador: Lewis Howes. Entrevistado: Rory Vaden. *Podcast*. Disponível em: https://podcasts.apple.com/us/podcast/how-to-beat-procrastination-rewire-your-brain-for-success/id596047499?i=1000530721847. Acesso em: 19 jul. 2022.

THE SURPRISING truth about happiness with professor Laurie Santos | Feel Better Live More Podcast. 2021. Vídeo (1h39min39s). Publicado pelo canal Dr Rangan Chatterjee. Disponível em: www.youtube.com/watch?v=dthI6xZ_CrM. Acesso em: 19 jul. 2022.

THE TOP 10 causes of death. **Organização Mundial de Saúde**, 9 dez. 2020. Disponível em: www.who.int/news-room/fact-sheets/detail/the-top-10-causes-of-death. Acesso em: 19 jul. 2022.

THINK Again: JJ Abrams Takes Adam's Job. WorkLife with Adam Grant. 2022. Vídeo (40min52s). Publicado pelo canal TED Audio Collective. Disponível em: www.youtube.com/watch?v=2pzAMoHt1ss. Acesso em: 19 jul. 2022.

THOMPSON, B. Impact of the financial and economic crisis on nutrition – policy and programme responses. **Food and Agriculture Organization of the United Nations**, 2009. Disponível em: www.fao.org/ag/agn/nutrition/docs/Impact%20of%20the%20financial%20and%20economic%20crisis%20on%20nutrition.pdf. Acesso em: 17 jul. 2021.

TIM URBAN: Inside the mind of a master procrastinator | TED. 2016. Vídeo (14min3s). Publicado pelo canal TED. Disponível em: www.youtube.com/watch?v=arj7oStGLkU. Acesso em: 19 jul. 2022.

VIRANI, S et al. Heart disease and stroke statistics – 2020 Update: a report from the american heart association. **Circulation**, [S.L.], v. 141, n. 9, p. 1-5, 3 mar. 2020. Disponível: www.ahajournals.org/doi/epub/10.1161/CIR.0000000000000757. Acesso em: 19 jul. 2022.

WHAT are the benefits of cold showers? **Wim Hof Method**. Disponível em: www.wimhofmethod.com/benefits-of-cold-showers. Acesso em: 19 jul. 2022.

WHY fixing the gut is the key to healing chronic disease with dr. Todd LePine. Entrevistador: Mark Hyman. Entrevistado: Todd LePine. [S. I]: The Doctor's Farmacy. Podcast. Disponível em: https://podcasts.apple.com/us/podcast/why-fixing-gut-is-key-to-healing-chronic-disease-dr/id1382804627?i=1000458001877. Acesso em: 19 jul. 2022.

WINNING Is More Fun Than Fun Is Fun Ft. Ed Mylett. REAL AF with Andy Frisella, ep. 104. 2021. Vídeo (1h20min1s). Publicado pelo canal Andy Frisella. Disponível em: www.youtube.com/watch?v=qpHX3PhCozs. Acesso em: 19 jul. 2022.

WORLD Disasters Report 2018. **International Federation of Red Cross and Red Crescent Societies**, 01 nov. 2018. Disponível em: www.ifrc.org/document/world-disasters-report-2018. Acesso em: 19 jul. 2022.

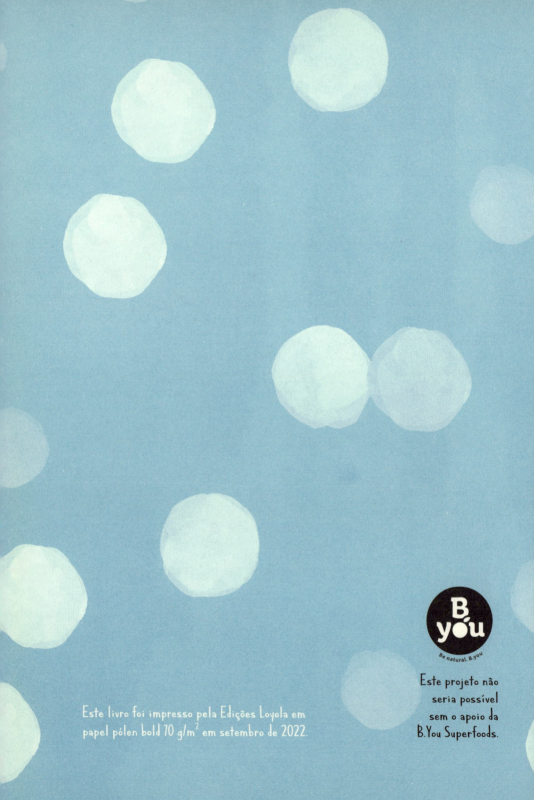

Este livro foi impresso pela Edições Loyola em papel pólen bold 70 g/m^2 em setembro de 2022.

Este projeto não seria possível sem o apoio da B.You Superfoods.